Rüdiger Gellert, Gundel Schneider

Substitution und Heroin

Ein Ratgeber für Betroffene, Angehörige
und professionelle Helfer

Rüdiger Gellert, Gundel Schneider

Substitution und Heroin

Ein Ratgeber für Betroffene, Angehörige und professionelle Helfer

LAMBERTUS

Hinweis:
Die Medizin unterliegt einem fortwährenden Entwicklungsprozess, so dass alle Angaben, insbesondere zu diagnostischen und therapeutischen Gesichtspunkten immer nur dem Wissensstand zum Zeitpunkt des Drucks entsprechen können.
Bezüglich der angegebenen Therapieempfehlungen und Medikamentendosierungen wurde mit größtmöglicher Sorgfalt gearbeitet. Dennoch ist der Leser aufgefordert, die Beipackzettel und Fachinformationen der Hersteller zur Kontrolle heranzuziehen oder Spezialisten zu Rate zu ziehen.
Der Benutzer selbst bleibt verantwortlich für jede diagnostische und therapeutische Applikation, Medikation und Dosierung.

Bibliografische Information Der Deutschen Bibliothek

Die Deutsche Bibliothek verzeichnet diese Publikation in der Deutschen Nationalbibliografie; detaillierte bibliografische Daten sind im Internet über http://dnb.ddb.de abrufbar.

© 2002, Lambertus-Verlag, Freiburg im Breisgau
Umschlag und Satz: Ursi Aeschbacher, Herzogenbuchsee (Schweiz)
Herstellung: Franz X. Stückle, Druck und Verlag, Ettenheim
ISBN 3-7841-1430-X

Inhalt

Inhalt

Wieso dieses Buch?

Die substitutionsgestützte Behandlung ist die weltweit am häufigsten eingesetzte Therapieform für Heroinabhängige.

Dennoch erleben wir in unserer praktischen Arbeit, dass es bezüglich dieser Behandlungsform immer wieder Wissensdefizite gibt – bei den Betroffenen, bei Sozialarbeitern, Ärzten, Angehörigen, Polizisten, Lehrern, Behördenmitarbeitern. Wissensdefizite die zum Teil auch zu falschen Entscheidungen führen.

Inzwischen ist viel zu diesem Thema geschrieben und veröffentlicht worden – entweder aus der Perspektive eines Mediziners, eines Betroffenen oder eines Sozialarbeiters. Wir möchten mit diesem Buch die Sichtweisen des Arztes und des Drogenberaters zusammenfassen: zwei Augen sehen mehr als eines.

In diesem Sinne wollen wir Informationen, aber auch Tipps und Anregungen weitergeben, die unserer Arbeit neue Impulse und Zugangswege zu unseren Patienten eröffnet haben.

Damit das Buch für möglichst viele Leser verständlich ist, verzichten wir weitestgehend auf medizinische und therapeutische Fachausdrücke, wie auch auf Szenesprache.

WER SIND WIR?

Wir arbeiten als Arzt und Sozialpädagogin zusammen in einer Schwerpunktpraxis für Drogenabhängige. Die medizinische und psychosoziale Betreuung der zu behandelnden Menschen findet unter einem Dach statt.

WIESO WÄHLEN WIR HIER VORWIEGEND DEN BEGRIFF „PATIENT"?

Da wir in einer Arztpraxis arbeiten, erscheint uns dieser Begriff in der Regel passender. Wir wollen hiermit ausdrücklich keine berufspolitische oder weltanschauliche Meinung vertreten. Dennoch sprechen wir kontextbezogen auch von „Klienten".

Wir haben uns ausschließlich aus Platzgründen und wegen der besseren Lesbarkeit für die männliche Form entschieden.

Gundel Schneider
Rüdiger Gellert   im Herbst 2002

Grundsätzliches

WAS HEISST SUBSTITUTION?

Substitution heißt übersetzt Ersatz.

Der Mangel eines Stoffes im menschlichen Körper wird, aus welchen Gründen auch immer, durch eine ähnliche Substanz ersetzt.

- *... zum Beispiel bei Kettenrauchern, wenn sie das Rauchen aufgeben möchten:*
  Mit Hilfe eines Nikotinpflasters wird dem Körper Nikotin zugeführt. Hierdurch fällt es leichter, von Inhaliergewohnheiten Abstand zu nehmen.
- *... zum Beispiel bei Frauen in den Wechseljahren, wenn sie mit Hormonen behandelt werden:*
  Manche Frauen beginnen bei belastenden Wechseljahrbeschwerden eine Substitutionsbehandlung mit weiblichen Hormonen.
- *... zum Beispiel bei Schilddrüsenunterfunktion:*
  Wenn die Schilddrüse nicht ausreichend Hormone selber produziert und diese regelmäßig substituiert werden müssen.

... UND BEI HEROINABHÄNGIGKEIT?

Während der Substitutionsbehandlung der *Heroinabhängigkeit* wird die stoffliche Abhängigkeit aufrecht erhalten, das heißt die illegale Substanz Heroin wird durch legale ähnliche Stoffe, wie zum Beispiel Methadon, ersetzt. Die Situation wird so eingeschätzt, dass der Heroinabhängige nicht in der Lage ist (aus welchen Gründen auch immer), einen Entzug durchzustehen und anschließend abstinent zu leben.

WELCHEN EFFEKT HAT EINE SUBSTITUTION?

- Es treten keine Entzugserscheinungen auf,
- die Gier nach Heroin wird gestillt,
- zusätzlich konsumiertes Heroin verliert weitgehend seine berauschende Wirkung,
- durch die legale Abgabe des Ersatzstoffes beim Arzt verschwindet der Beschaffungsdruck und es entsteht ein Spielraum, bestehende Probleme Stück für Stück an zu gehen.

Für den beruflich und sozial integrierten Heroinabhängigen kann dies unter anderem bedeuten:
- Er ist nicht mehr abhängig vom Schwarzmarkt und kann weiter seiner Arbeit oder seinem Studium nachgehen.
- Falls Kinder vorhanden sind, können die Elternpflichten wieder verantwortlich übernommen werden.
- Wenn es die soziale, psychische und berufliche Situation zulässt, kann er sich, Milligramm für Milligramm, herunterdosieren (= ausschleichen). Dies kann Wochen, Monate, aber auch Jahre dauern.

Für den Heroinabhängigen mit gesundheitlichen und sozialen Problemen kann dies unter anderem bedeuten:
- Krankheiten können behandelt werden,
- Impfungen sind möglich,
- die Wohnsituation kann verbessert werden,
- eine Beschäftigung oder Qualifizierungsmaßnahme kann gesucht werden,
- die Psyche kann sich wieder erholen,
- eine befriedigende Freizeitgestaltung kann aufgebaut werden.

Für diese Menschen ist die Substitutionsbehandlung *die* Chance der Schadensminimierung und des Aufbaus von Lebensqualität.

Grundsätzliches

Die Substitutionsbehandlung steht nicht in Konkurrenz zur stationären Entwöhnungsbehandlung.
Viele Patienten entwickeln während der Substitutionsbehandlung neue Lebenspläne und entscheiden sich – nicht selten – gezielt für eine stationäre Rehabilitation.

Grundsätzliches

- Behandlungsprinzip
- **Zielsetzung**
- Geschichte
- Internationaler Vergleich

VIER VERSCHIEDENE ZIELSETZUNGEN KÖNNEN UNTERSCHIEDEN WERDEN

1. Der substitutionsgestützte Entzug (auch „warmer" Entzug genannt)

Dauer: wenige Tage bis zu einem Monat.
(Siehe Kapitel „Entzug".)

2. Die Überbrückungssubstitution

Dauer: bis zu sechs Monaten.
Der Opiatabhängige strebt eine stationäre Entwöhnungsbehandlung an und lässt sich bis zum Aufnahmetag substituieren.

Sinn und Zweck: **Eine Therapievermittlung wird von Drogenberatungsstellen durchgeführt. Sie erfordert eine hohe Mitwirkungsbereitschaft von Seiten des Klienten, die er im Rahmen einer Substitutionsbehandlung besser leisten kann: Lebenslauf erstellen, Bewerbungen schreiben, Gesundheitszeugnis einholen, Zahnsanierung, Antragsformulare ausfüllen, Versicherungsvoraussetzungen (bei Bundesversicherungsanstalt für Angestellte oder Landesversicherungsanstalt) klären, Personalausweis beantragen, bei Ablehnungsbescheid andere Formulare für weitere Kostenträger (Krankenkasse oder überörtliches Sozialamt) ausfüllen, etc.**

3. Die mittelfristige Substitutionsbehandlung

Dauer: zwei bis fünf Jahre.
Der Abhängige kann die Zeit der Substitutionsbehandlung für eine gesundheitliche Stabilisierung und eine soziale und berufliche Reintegrati-

on nutzen. Anschließend wird das Substitutionsmittel nach guter Abwägung aller Vor- und Nachteile bis hin zur Abstinenz ausgeschlichen (= allmählich reduziert).

Viele Betroffene, Angehörige, aber auch Hilfseinrichtungen unterschätzen die Kraftanstrengung, die ein Ausschleichversuch erfordert und verlangen ein zu frühzeitiges Absetzen der Medikation.

Sinn und Zweck: **Der Heroinabhängige hat die Möglichkeit, sich vom illegalen Drogenmarkt zu verabschieden, sich gesundheitlich zu erholen, seine Finanzsituation zu klären, seine Papiere zu ordnen, Behördengänge zu erledigen, sich seinen beruflichen oder elterlichen Aufgaben zu widmen, Gerichtsauflagen zu erfüllen und ein geregeltes Leben mit Tagesstruktur zu beginnen.**

4. Die langfristige Substitution

Dauer: ohne Begrenzung.

Es gibt Substituierte, die trotz aller Bemühungen nicht in der Lage sind, opiatfrei zu leben. Meist waren mehrere stationäre Behandlungsversuche erfolglos. Hier geht es nicht nur um die Personen, bei denen soziale und berufliche Rehabilitation scheitert, sondern auch um die Menschen, die ihre Lebensumstände deutlich verbessern konnten, aber dennoch den Ausstieg aus der Sucht nicht schafften. (Sicherlich kann manch ein Nikotinabhängiger dieses Unvermögen nachempfinden, wobei der Nikotinabhängige gesundheitlich deutlich mehr Schaden nimmt als der Substituierte. Bei Substitutionsmitteln sind keine Langzeitschäden bekannt.) Durch die Langzeitsubstitution gibt es inzwischen zunehmend mehr alte Opiatabhängige von über 50 Jahren. In den Niederlanden wurde mittlerweile schon ein Altersheim für Substituierte eröffnet.

Sinn und Zweck: **Die dauerhafte Substitution ermöglicht ein menschenwürdiges Leben ohne gesundheitliche, soziale oder strafrechtliche Risiken.**

Grundsätzliches

- Behandlungsprinzip
- Zielsetzung
- **Geschichte**
- Internationaler Vergleich

SEIT WANN GIBT ES METHADON?

1942 wurde diese Substanz von der Firma Höchst nach jahrzehntelanger Forschung nach neuen synthetischen Schmerzmitteln auf den Markt gebracht. Das neue Medikament, das oral eingenommen werden konnte und nicht gespritzt werden musste, wurde unter dem Namen Dolophin verkauft. Erst nach dem Zweiten Weltkrieg gelangte es nach Amerika und erhielt dort die Bezeichnung „Methadon". Zur gleichen Zeit wurde der deutschen Herstellerfirma das Patentrecht entzogen.

1949 kam der Wirkstoff unter dem Handelsnamen „Polamidon" wieder auf den deutschen Markt. Dem „Urheber" dieser Substanz blieb das Patentrecht weiterhin entzogen. Ende der 50er Jahre entwickelte die Firma Hoechst das heute bekannte L-Polamidon (siehe unter „Substitutionsmittel").

SEIT WANN WIRD METHADON ALS SUBSTITUTIONSMITTEL EINGESETZT?

Die Substitutionsbehandlung mit Methadon wurde in den USA bereits1964 von dem Pharmakologen Vincent Dole und der Psychiaterin Mary Nyswander zur Behandlung von Heroinabhängigen entwickelt und wissenschaftlich ausgewertet. Die Gründe dafür waren die gleichen wie heute:

- Wegen der Illegalität lebten viele Heroinabhängige unter schlechten sozialen und ungesunden Lebensverhältnissen (kaputte Venen, mangelnde Ernährung, Abszesse, Zahnfäulnis).
- Die meisten Heroinabhängigen wurden vom Drogenhilfesystem nicht erreicht.

- Die hohe Rückfallquote nach einer stationären Entwöhnungsbehandlung machte neue Wege erforderlich.
- Das Abstinenzdogma führte zu einer Ausgrenzung der Opiatabhängigen.

WIE KAM ES IN DEUTSCHLAND ZUR EINFÜHRUNG DER SUBSTITUTIONSBEHANDLUNG?

Deutschland setzte zunächst ausschließlich auf abstinenzorientierte Therapien. Es stellte sich jedoch heraus, dass stationäre Rehabilitationsangebote nur wenige Heroinabhängige erreichten und in den meisten Fällen nicht zu dauerhafter Abstinenz führten.

Hinzu kam, dass in den 80er Jahren die Anzahl der Drogenkonsumenten deutlich größer wurde.

Entscheidend für den Beginn von Substitutionsbehandlungen war jedoch die Anfang der 80er Jahre entdeckte Immunschwächekrankheit AIDS, die sich vorwiegend auch unter intravenös konsumierenden Drogenabhängigen ausbreitete.

Die Angst vor der epidemischen Ausbreitung dieser Krankheit forderte ein Umdenken in der Drogenpolitik.

Da noch alle juristischen Voraussetzungen für eine Substitution mit Methadon fehlten, setzten engagierte Ärzte nicht unter das Betäubungsmittelgesetz fallende codeinhalte Präparate als Ersatzmedikamente ein. Ende der 80er Jahre begann dann das nordrhein-westfälische Erprobungsverfahren zur Methadonsubstitution unter Leitung von Professor Gastpar. Die positiven Behandlungsergebnisse führten Anfang der 90er Jahre zur Etablierung dieser Behandlungsmethode. Das Betäubungsmittelgesetz wurde entsprechend geändert und Richtlinien zur Krankenkassenfinanzierung (NUB-Richtlinien) in Kraft gesetzt.

Im internationalen Vergleich hinkte Deutschland hinterher: In Schweden, England, Dänemark und Niederlande wurden die ersten Substitutionsprogramme bereits Ende der 60er Jahre eingeführt, Finnland, Portugal, Luxemburg und Italien begannen damit in den 70er, Spanien und Österreich in den 80er Jahren und zum Schluss Griechenland, Frankreich, Irland und Deutschland in den neunziger Jahren.

Grundsätzliches

- Behandlungsprinzip
- Zielsetzung
- Geschichte
- **Internationaler Vergleich**

Mit Methadon werden weltweit ungefähr 400.000 bis 500.000 Opiatabhängige behandelt.

Ralf Gerlach, INDRO e. V. Münster, hat die Anzahl von Methadonpatienten weltweit untersucht und zusammengestellt. Unter der Internet-Adresse: http://home.muenster.net/~indro/patientenzahlen.htm ist die umfangreiche Übersicht nachzulesen.

Hier ein kleiner Ausschnitt (Stand: Februar 2000):

Deutschland	45.000	Österreich	3.100
Italien	70.000	Schweiz	15.000
Frankreich	6.000	China	8.000
Großbritannien	20.000	Estland	5
Niederlande	12.000	USA (Stand 1998)	179.329

Bei diesen Zahlen handelt es sich ausschließlich um Methadonpatienten. Die Zahl der mit Buprenorphin (SUBUTEX®) und Codein behandelten Patienten sowie die Zahl der Patienten, die den Originalstoff „Heroin" erhalten, wurden hier nicht berücksichtigt. In Frankreich wird beispielsweise überwiegend mit Buprenorphin substituiert, folglich sagt die Anzahl der Methadonpatienten nichts aus über die Gesamtzahl aller substituierten Opiatabhängigen eines Landes.

Formalien

- **Juristische Grundlagen**
- Finanzierung der Behandlung
- Behandlungsvertrag
- Abgabe- und Mitgaberegelungen (Take-home)
- Urinkontrollen
- Schweigepflicht
- Psychosoziale Begleitung
- Substitutionspass
- Behandlungsdauer, Beendigung, Abbruch
- Gesetzliche Betreuung

ZUR BEGRIFFSKLÄRUNG

Opiate oder *Opiode* sind verschiedene, zum Teil natürlich vorkommende, halbsynthetisch oder vollsynthetisch hergestellte Substanzen. Hierzu gehören zum Beispiel Morphin, Opium, Codein, Heroin, Methadon, Buprenorphin aber auch Schmerzmittel wie Tramadol und Pethidin.

Wird im Folgenden von Opiatabhängigen gesprochen, kann es sich auch um Morphin- oder Opiumabhängige handeln.

Bei der substitutionsgestützten Behandlung werden als Ersatzstoffe *Opioide* verschrieben, das heißt Medikamente, die vom Gesetzgeber als Betäubungsmittel bezeichnet werden. Der Umgang mit diesen Stoffen ist gesetzlich im Betäubungsmittelgesetz geregelt.

Wir wollen im Folgenden die wesentlichen Punkte der aktuellen Version – das heißt der 15. BtMÄndV (Betäubungsmittelrechts-Änderungsverordnung) vom 19.6.01, zusammenfassen.

FOLGENDES WIRD VOM GESETZGEBER FESTGELEGT

Die Verschreibung eines Betäubungsmittels an einen opiatabhängigen Patienten ist möglich

16

(1) zur Behandlung der Opiatabhängigkeit mit dem Ziel der schrittweisen Wiederherstellung der Betäubungsmittelabstinenz einschließlich der Besserung und Stabilisierung des Gesundheitszustandes;

(2) zur Unterstützung der Behandlung einer neben der Opiatabhängigkeit bestehenden schweren Erkrankung;

(3) zur Verringerung der Risiken einer Opiatabhängigkeit während der Schwangerschaft und nach der Geburt.

WAS MUSS DER ARZT BEACHTEN?

- Der verschreibende Arzt muss ab 1. Juli 2002 über die erforderliche suchtmedizinische Qualifikation verfügen (neu: auch bei Privatverordnungen).
- Ein Arzt kann bis zu drei Patienten ohne diese Qualifikation behandeln, wenn eine enge Zusammenarbeit mit einem in der Suchtbehandlung erfahrenen Arzt besteht.
- Ab 1. Juli 2002 muss der Arzt die Behandlung dem vom Bundesinstitut für Arzneimittel und Medizinprodukte eingerichteten zentralen Melderegister angeben.
- Dem Arzt dürfen keine Erkenntnisse vorliegen, dass ein weiterer Arzt Substitutionsmittel verschreibt.
- Der Arzt muss den Patienten in der Regel einmal wöchentlich sehen.
- Die erforderlichen Behandlungs- und Betreuungsmaßnahmen (psychosoziale Begleitung) müssen vom Patienten in Anspruch genommen werden.

Folgende Substanzen sind als Substitutionsmittel zugelassen:

- Levomethadon (= Handelsname Polamidon®),
- Methadon,
- Levacetylmethadol (= LAAM oder Handelsname Orlaam®), (Diesem Medikament ist zwischenzeitlich wegen lebensgefährlicher Nebenwirkungen die Zulassung in Europa wieder entzogen worden.)
- Buprenorphin (= Handelsname: Subutex®)
- und in begründeten Ausnahmefällen Codein und Dihydrocodein.

Begründungen für den Einsatz von Codeinpräparaten sind für den Gesetzgeber:

(1) die Unverträglichkeit gegenüber anderen Substitutionsmitteln,

(2) wenn die substitutionsgestützte Behandlung unter Codein deutlich besser verläuft,

(3) wenn der Patient nach mehrjähriger Substitution mit Codein nicht zur Umstellung auf ein anderes Substitutionsmittel motiviert werden kann.

Die Abgabe des Substitutionsmittels muss zunächst täglich unter Sicht entweder in einer Arztpraxis, einem Krankenhaus, einer Apotheke oder in sonstigen von der Landesbehörde anerkannten Einrichtung erfolgen. Eine Mitgabe (Take-home-Dosis) des Substitutionsmittels ist bis zu sieben Tagen möglich, wenn unter anderem

(1) der Patient keine Stoffe konsumiert, die ihn zusammen mit der Einnahme des Substitutionsmittels gefährden,

(2) er unter Berücksichtigung der Toleranzentwicklung auf eine stabile Dosis eingestellt ist,

(3) er keine Stoffe missbräuchlich konsumiert,

(4) das Substitutionsmittel nicht zur intravenösen Anwendung bestimmt ist (in dem es zum Beispiel mit einem Zusatzstoff wie Honig versetzt ist) und es in einer kindersicheren Einzeldosis verpackt ist.

Der Arzt darf aus apothekenrechtlichen Gründen lediglich ein Rezept und nicht das Mittel selbst mitgeben.

Für Auslandsaufenthalte können pro Jahr für bis zu 30 Tage Substitutionsmittel verschrieben werden, wobei dies der zuständigen Landesbehörde zu melden ist.

Bei zeitweiligem oder dauerhaftem Praxiswechsel muss der Arzt auf einem Betäubungsmittelrezept eine Substitutionsbescheinigung ausstellen.

Die Behandlung soll dem jeweiligen allgemeinen Stand der medizinischen Wissenschaft entsprechen. Die Bundesärztekammer hat aktuelle Richtlinien erarbeitet und im März 2002 veröffentlicht.

Dies verdeutlicht den Willen des Gesetzgebers, bei der substitutionsgestützten Behandlung die Verantwortung wieder mehr in die Hände der Suchtmediziner zu legen.

Das hat unter anderem den Vorteil, dass die Rahmenbedingungen flexibler dem aktuellen wissenschaftlichen Stand angepasst werden können und nicht jedes Mal einer aufwändigen und oft zu hitzig geführten politischen Debatte unterzogen werden müssen, wie dies im Fall einer jeweils nötigen Gesetzesänderung erforderlich ist.

Formalien

- Juristische Grundlagen
- **Finanzierung der Behandlung**
- Behandlungsvertrag
- Abgabe- und Mitgaberegelungen (Take-home)
- Urinkontrollen
- Schweigepflicht
- Psychosoziale Begleitung
- Substitutionspass
- Behandlungsdauer, Beendigung, Abbruch
- Gesetzliche Betreuung

Die substitutionsgestützte Behandlung der Opiatabhängigkeit ist bisher noch nicht als grundsätzliche Leistung der gesetzlichen Krankenversicherung anerkannt.

In den BUB-Richtlinien (= Bewertung ärztlicher Untersuchungs- und Behandlungsmethoden, früher AUB und NUB, N = neu, A = anerkannt) haben die Spitzenverbände der Krankenkassen und der Kassenärzte festgelegt, unter welchen Voraussetzungen die Kosten für diese Behandlung von den Krankenkassen übernommen werden.

Es handelt sich dabei um Verwaltungsrichtlinien, auch zum Zwecke der Kostenbegrenzung, die mit der medizinischen Fachmeinung nicht unbedingt übereinstimmen.

Diese Richtlinien werden politisch nach wie vor kontrovers diskutiert. Es ist zu hoffen, dass sie in naher Zukunft ersatzlos gestrichen werden und die qualifizierte substitutionsgestützte Behandlung ohne Einschränkungen von den Kassen finanziert wird.

ZUR ZEIT GILT

Soll die Kasse die Kosten übernehmen, muss der Arzt dies bei einer Kommission beantragen. In dieser Kommission sitzen Vertreter der Ärzteschaft und der Krankenkassen. Bekannt ist, dass je nach Zusammensetzung dieser Kommissionen, regional sehr unterschiedliche Entscheidungen getroffen werden.

Grundsätzlich gilt, dass die Opiatabhängigkeit allein als Begründung in der Regel nicht ausreicht. Es wird gefordert, dass zusätzliche Erkrankungen vorliegen (was man mit dieser Behandlung gerade gerne verhindern würde).

Unbefristet werden die Kosten übernommen bei

- HIV-Infektionen,
- chronischer Hepatitis,
- Krebserkrankungen.

Befristet für zwölf Monate zum Beispiel bei

- Abszessen,
- psychiatrischen Erkrankungen,
- wiederholten Lungenentzündungen.

Bei Schwangerschaft und bis zu sechs Monaten nach der Geburt werden die Kosten übernommen.

Befristet für sechs Monate wird bezahlt bei:

- Überbrückungssubstitution bis zum Antritt einer stationären Entwöhnungsbehandlung und
- wenn eine stationäre Behandlungsfähigkeit hergestellt werden soll, z.B. wenn eine Operation erforderlich ist.

Im sogenannten § 3a ist sehr unscharf geregelt, dass auch ohne diese Erkrankungen die Kassenfinanzierung möglich ist, wenn „eine drogenfreie Therapie aus medizinischen Gründen nicht durchgeführt werden kann". Was hierunter genau zu verstehen ist, weiß niemand, so dass gerade in diesem Punkt die Kommissionen bundesweit extrem unterschiedlich entscheiden.

Zusätzlich gilt, dass ein Arzt nur dann über die gesetzlichen Krankenkassen abrechnen kann, wenn er eine „Fachkunde Suchtmedizin" absolviert hat. Schätzungsweise liegt bei mindestens zwei Dritteln aller Substituierten eine eindeutige Indikation nach diesen Richtlinien vor, am häufigsten ist bundesweit die chronische Hepatitis C.

In Fachkreisen besteht weit verbreitet die Ansicht, dass es sich bei der Opiatabhängigkeit, wie bei anderen Suchterkrankungen auch, um eine

Erkrankung handelt und dementsprechend die Behandlung eine Leistung der gesetzlichen Krankenkassen sein müsste.

Aus diesem Grund sollten sowohl alle Ärzte als auch alle betroffenen Patienten immer versuchen, die Behandlung über die Krankenkasse abzurechnen.

Die tatsächlichen Behandlungskosten, das heißt der Ersatzstoff und die tägliche Ersatzstoffvergabe, die Urinkontrollen sowie die suchtspezifischen ärztlichen Gespräche sind in der Regel vom Patienten kaum zu finanzieren.

Selbstzahlende Patienten entrichten meist eine Pauschale, die regional sehr unterschiedlich sein kann. Im günstigsten Fall verlangt der Arzt nur die reinen Medikamentenkosten, gerade für Behandlungszentren mit größeren Patientenzahlen ist dies jedoch aus finanziellen Gründen nicht machbar. In einigen Städten wurden einheitliche Preise vereinbart, auch um zu verhindern, dass sich die Patienten den Arzt nach dem Preis aussuchen (müssen). Insgesamt gibt es keine eindeutige Preisregelung, während manche Ärzte sich nur das Methadon und nicht ihre Arbeit bezahlen lassen, verlangen andere Summen, die von den meisten Patienten legal nicht mehr finanzierbar sind.

Bei Behandlungen mit Subutex® können alleine die Medikamentenkosten bis 350 Euro monatlich betragen.

Sozialämter haben prinzipiell Möglichkeiten, Behandlungskosten bei Sozialhilfeempfängern zu übernehmen. Dies wird regional sehr unterschiedlich gehandhabt.

Tipps:
Bei „Selbstzahlern" sollten die Kosten im Voraus bezahlt werden. Dies erspart sowohl dem Arzt als auch dem Patienten viel Ärger, da letzterer oft unter chronischem Geldmangel leidet.
Falls in dringenden Fällen und bei eindeutigen Indikationen ein Eilantrag bei der Kommission gestellt wird, werden die Kosten direkt übernommen, so dass das leidige Thema der Bezahlung wegfällt.

Formalien

- Juristische Grundlagen
- Finanzierung der Behandlung
- **Behandlungsvertrag**
- Abgabe- und Mitgaberegelungen (Take-home)
- Urinkontrollen
- Schweigepflicht
- Psychosoziale Begleitung
- Substitutionspass
- Behandlungsdauer, Beendigung, Abbruch
- Gesetzliche Betreuung

Der Abschluss eines schriftlichen Behandlungsvertrages ist unseres Erachtens eine unerlässliche Voraussetzung für eine substitutionsgestützte Behandlung.

Die erforderlichen Behandlungsgrundlagen sollten hierin eindeutig und transparent geregelt sein. Dies erspart unerfreuliche Diskussionen und schafft eine eindeutige Orientierung für Patient, Arzt und Drogenberater.

Im Anhang ist als Beispiel der Behandlungsvertrag der Schwerpunktpraxis Freiburg zu finden.

Der Behandlungsvertrag sollte folgende Punkte enthalten:

- ◆ Behandlungsziele,
- ◆ Dosierungsregeln,
- ◆ Praxisöffnungs- und Ersatzstoffausgabezeiten,
- ◆ Mitgaberegelung,
- ◆ Regelungen bezüglich der Urinkontrollen,
- ◆ Schweigepflichtshinweis und Schweigepflichtsentbindungen,
- ◆ Regelung bezüglich der psychosozialen Begleitung,
- ◆ Regelung bezüglich Beikonsum inclusive Sicherheitshinweisen,
- ◆ Hausordnung,
- ◆ Regelungen bezüglich der Bezahlung,
- ◆ Hinweis auf eventuelle Beeinträchtigung der Fahrtauglichkeit.

Kontrovers diskutiert wird die Frage, inwieweit der Vertrag vor Substitutionsbeginn auch von einem Drogenberater unterschrieben werden sollte.

Hierbei ist Folgendes zu bedenken:

❖ Nicht bei jedem Substituierten ist psychosoziale Begleitung erforderlich.

❖ Je nach regionalem Versorgungsangebot sind die Beratungsstellen nicht in der Lage, alle Substituierten zu betreuen.

❖ Häufig arbeitet die Arztpraxis mit sehr unterschiedlichen Institutionen zusammen, deren jeweiligen Arbeitsauffassungen sehr unterschiedlich sein können.

❖ Zum Teil gibt es Wartezeiten bei der Drogenberatung, die bei dringendem Substitutionsbeginn, zum Beispiel bei Schwangeren, nicht abgewartet werden können.

❖ Bei Patienten in desolater Verfassung gelingt es zum Teil erst im Behandlungsverlauf, sie zur Inanspruchnahme von Drogenberatung zu motivieren.

❖ Die wesentlichen Punkte des Behandlungsvertrages betreffen die Regeln der Arztpraxis, weniger die der psychosozialen Begleitung.

Da der Vertrag auf alle Fälle vor Behandlungsbeginn unterschrieben sein sollte, wird aus diesen Gründen teilweise die Unterschrift des Drogenberaters fehlen.

Wir haben deshalb in unserem Vertrag den Teil, der die psychosoziale Begleitung betrifft, vom ärztlichen Teil klar erkennbar abgesetzt.

SCHRIFTLICHE ZUSATZVEREINBARUNGEN

Es ist sinnvoll, auch im Behandlungsverlauf immer wieder schriftliche Zusatzvereinbarungen zu treffen.

Welchen Sinn haben sie?

• Sie sind verbindlicher als mündliche Vereinbarungen, sie sind eindeutig und können in der weiteren Behandlung als Gesprächsgrundlage verwendet werden.

- Insbesondere dann, wenn die Situation des Patienten unüberschaubar geworden ist, kann solch eine Vereinbarung aus eher diffusen Zielen konkrete Handlungsschritte machen.

- Eine Zusatzvereinbarung kann eine sich konflikthaft zuspitzende Beziehung zwischen Arzt und Patient versachlichen. Impulsive Reaktionen des Arztes auf ihn provozierende Verhaltensweisen des Patienten können hierdurch vermieden werden.

- Zusatzvereinbarungen können auch einen therapeutischen Wert haben, der Patient kann befristet ein neues Verhalten ausprobieren.

- Der Umgang mit Vertragsbrüchen und ihre Folgen sollten vorab gemeinsam festgelegt werden.

Bei der Erstellung einer Zusatzvereinbarung sollten folgende Punkte beachtet werden:
- **Die Ziele sollten realistisch sein.**
- **Verhaltensweisen sollten konkret beschrieben werden.**
- **Die Verhaltensbeschreibungen sollten in einem Zusammenhang mit der Therapie stehen: „Nach der täglichen Medikamenteneinnahme werde ich mit meinem Kind die Praxis unverzüglich verlassen."**
- **Die Zusatzvereinbarung sollte zeitlich befristet sein. Zum Beispiel: „Frau Müller erklärt sich bereit, Frau Dr. Schmidt in den nächsten drei Wochen nicht mehr privat anzurufen."**
- **Die Umsetzung der Vertragsbedingungen sollte während, auf jeden Fall aber nach Beendigung der Behandlung gemeinsam bilanziert werden.**

Formalien

- Juristische Grundlagen
- Finanzierung der Behandlung
- Behandlungsvertrag
- **Abgabe- und Mitgaberegelungen (Take-home)**
- Urinkontrollen
- Schweigepflicht
- Psychosoziale Begleitung
- Substitutionspass
- Behandlungsdauer, Beendigung, Abbruch
- Gesetzliche Betreuung

Die Abgabe- und Mitgaberegeln sind in den aktuellen Richtlinien der Bundesärztekammer geregelt.

An dieser Stelle soll die praktische Handhabung und vor allem auch der therapeutische Sinn dieser Regelungen erläutert werden.

Abhängige Menschen haben die Kontrolle über ihren Suchtstoff verloren. Der Stoff dominiert den Menschen. Nicht der Mensch bestimmt, wie er mit dem Stoff umgehen will.

Erst mit zunehmender Genesung (und Suchterkrankungen sind langwierige Erkrankungen) gelingt es dem Patienten wieder, die Kontrolle über sich zurückzuerlangen, quasi „das Ruder wieder in die Hand zu nehmen".

Bei einer substitutionsgestützten Behandlung Opiatabhängiger wird dieser Mangel an Kontrollfähigkeit vorrübergehend ersetzt. Das heißt, der Umgang mit dem Stoff wird vom medizinischen Personal kontrolliert. Der Ersatzstoff muss täglich unter Sicht eingenommen werden.

WELCHE GRÜNDE SPRECHEN BEI HEROINABHÄNGIGEN FÜR EINE KONTROLLIERTE ABGABE DES SUBSTITUTIONSMITTELS?

(1)   Auch die Substitutionsstoffe sind Opiate und können genauso missbräuchlich verwendet werden wie Heroin: Es kann damit gehandelt, sie können überdosiert oder injiziert werden. Vor allem bei Behandlungsbeginn suchen viele Opiatabhängige noch den Kick, haben Entzugsgefühle

oder wollen das Methadon weglassen, damit Heroin mal wieder so richtig wirkt.

(2) Die Erfahrung zeigt, dass es selbst stabil wirkenden Patienten häufig nicht gelingt, selbständig zuverlässig die gleiche Dosis täglich einzunehmen. Dosen werden vergessen, es wird versucht die Dosierung zu reduzieren oder die Einnahmeintervalle werden hinausgezögert, usw. Dies führt letztlich durch einen schwankenden Wirkstoffspiegel im Blut zur Rückfallgefahr und erhöht die Wahrscheinlichkeit von Überdosierungen.

(3) Da gerade zu Beginn der Therapie noch intensive Kontakte zu anderen Abhängigen bestehen, die alle unter Entzugssymptomen leiden, ist die Gefahr sehr groß, dass diese mit versorgt werden. Häufig haben wir erlebt, dass Partner über längere Zeit mit substituiert wurden, was die Behandlung keinesfalls günstig beeinflusste.

(4) Die Ersatzstoffe müssen in einer nichtinjizierbaren Form abgegeben werden. Die Erfahrung zeigt jedoch, dass nicht wenige Patienten mit den Ersatzstoffen experimentieren und diese trotzdem injizieren. Dies hat häufig sehr unerfreuliche Abszesse zur Folge.

(5) Der tägliche Gang in die Praxis oder in die Apotheke zwingt zu einer Auseinandersetzung mit der Suchterkrankung. Er ist für viele Patienten am Anfang der einzige Termin, die einzige Verpflichtung und zum Teil auch der einzige menschliche Kontakt außerhalb der Szene. Das tägliche Kommen ermöglicht das gegenseitige Kennenlernen, an guten wie an schlechten Tagen. Nach unserer Einschätzung ist dies ein Hauptwirkfaktor bei der Behandlung. Der Ersatzstoff allein hätte mit Sicherheit nicht diesen Effekt.

(6) Weil Patienten täglich kommen, gelingt es, durch den direkten Eindruck, Beikonsum vor allem von Alkohol schneller zu erkennen.

(7) Durch das tägliche miteinander Sprechen können Krisen schneller erkannt werden. Zu Patienten, bei denen aus organisatorischen Gründen die Abgabe über die Apotheke erfolgen muss, besteht unserer Erfahrung nach weniger Kontakt, Krisen werden erst mit ziemlicher Verspätung bekannt.

Tipps, wie die Abgabe organisatorisch in einer Arztpraxis geregelt werden kann, finden Sie auch ab Seite 129.

EMPFEHLUNGEN ZUR MITGABEREGELUNG

Wegen der Toxizität (Giftigkeit) der Ersatzstoffe, sollte möglichst wenig davon auf den Schwarzmarkt gelangen. Das heißt, jede einzelne Mitgabe muss genau überprüft werden und eine möglichst umfassende Kenntnis der aktuellen Verfassung des Patienten ist Voraussetzung für die Einschätzung dieses Risikos.

(1) Zunächst findet grundsätzlich nur eine Einnahme unter Sicht statt, meist in der Arztpraxis, in Ausnahmefällen auch in einer Apotheke oder über eine Sozialstation.

(2) Eine Mitgabe am Wochenende ist möglich, wenn der Patient sechs Monate substituiert wurde, keinen Beikonsum hat und in der Lage ist, vereinbarte Termine einzuhalten.
Die Einhaltung von Terminen ist ein Zeichen von Stabilität und hilft der Praxis bei einer geregelte Terminplanung. Dass es vielen Drogenabhängigen zu Beginn oft sehr schwer fällt, Termine einzuhalten, wird den Erfahrenen bekannt sein.

(3) Eine Mitgabe für bis zu sieben Tagen ist möglich bei solchen Patienten, deren Tagesabläufe nachgewiesenermaßen strukturiert sind, das heißt, sie sind berufstätig, besuchen Schulen, befinden sich in Ausbildung oder haben kleine Kinder zu versorgen.

(4) Neuerdings können bei Auslandsaufenthalten pro Jahr für bis zu 30 Tage Ersatzstoffe mitgegeben werden. Die zuständigen Behörden müssen hierüber informiert werden.

(5) Es gilt die Grundregel, dass die Patienten für die mitgegebenen Dosen selbst verantwortlich sind. Es werden bei Verlust keine Ersatzstoffe ersetzt und kommt dies wiederholt vor, wird die Mitgabe eingeschränkt.

Trotz anfänglicher Proteste gegen diese sehr aufwändigen Regeln, gibt es nicht wenige Patienten, die genau diese mit der Zeit schätzen lernen. Einige haben vorher bei „großzügigeren Ärzten" die Erfahrung gemacht, dass sie mit den Suchtmitteln und auch mit den Ersatzstoffen noch nicht selbständig umgehen und deswegen von der Behandlung letztendlich nicht profitieren konnten.

Der anfängliche Vorwurf uns gegenüber: *„die sind aber streng"* wandelt sich bei vielen zur Einsicht: *„die nehmen mich und meine Probleme ernst".*

Kindersicherung

Viele Substituierte haben Kinder und viele bekommen irgendwann einmal ihr Substitutionsmittel mit nach Hause. Hierbei ist es wichtig zu wissen, dass alle Opiate für einen daran nicht gewöhnten Menschen und natürlich vor allem für Kinder lebensgefährlich sein können. Aus diesem Grund ist es gesetzlich vorgeschrieben, flüssige Substitutionsmittel, wie Methadon oder Polamidon®, nur in Behältern mit kindersicherem Verschluss abzugeben.
Zusätzlich sollten diese Stoffe zu Hause sicher, und das heißt möglichst verschlossen, aufbewahrt werden.

Formalien

- Juristische Grundlagen
- Finanzierung der Behandlung
- Behandlungsvertrag
- Abgabe- und Mitgaberegelungen (Take-home)
- **Urinkontrollen**
- Schweigepflicht
- Psychosoziale Begleitung
- Substitutionspass
- Behandlungsdauer, Beendigung, Abbruch
- Gesetzliche Betreuung

Der Behandlungserfolg zeigt sich zu einem nicht unwesentlichen Teil im Verzicht auf Beikonsum, der durch entsprechende Urinbefunde dokumentiert werden sollte.

Diese Befunde, die auch den Erfolg einer Behandlung dokumentieren, können außerdem sehr wichtig sein für Jugendämter, Gerichte usw.

Die Untersuchungen werden im Rahmen der Substitutionsbehandlung von der Krankenkasse bezahlt. Die Ergebnisse sind jedoch quasi Besitz des Patienten und es steht ihm frei, diese auch für andere Zwecke zu benutzen.

Zum Thema Sichtkontrolle

Ein heikles Thema ist die Art der Urinabgabe. Diese sollte im Regelfall kontrolliert und unter Sicht erfolgen. Andernfalls ist die Gefahr zu groß, dass Manipulationen stattfinden oder Fremdurin abgegeben wird. Auch die Glaubwürdigkeit nach außen ist durch eine kontrollierte Abgabe wesentlich größer. Manche Labors bieten die Sichtkontrolle als Serviceleistung an.

Dennoch: Eine absolute Sicherheit gibt es nicht. Dem Erfindungsreichtum eines Abhängigkeitskranken sind keine Grenzen gesetzt. Der Aufwand für diese Kontrollen muss in einem vertretbaren Rahmen geschehen.

WELCHE URINTESTS GIBT ES?

Technisch gesehen gibt es verschiedene Testmöglichkeiten. Schnelltests sind ziemlich zuverlässig und einfach zu handhaben. Durch das geringe Entgelt rechnet sich der Arbeitsaufwand für die Praxis kaum. Es gibt die Möglichkeit, die Tests in Zentrallabors durchführen zu lassen, was gerade bei größeren Patientenzahlen einfacher ist.

WAS HEISST „NEGATIV", „POSITIV"?

Verwirrung stiften oft die medizinischen Bezeichnungen der Testergebnisse. So bedeutet beispielsweise ein *negatives* Testergebnis, dass keine Drogen nachgewiesen wurden. *Positiv* heißt, dass die untersuchte Substanz im Urin nachweisbar war.

In quantitativen Tests, in denen die Konzentrationen der Drogen nachgewiesen werden können, gibt es Schwellenwerte. Unterhalb dieses Schwellenwertes wird der Test als negativ bewertet, oberhalb als positiv. Das heißt, obwohl 200 ng Opiate nachgewiesen wurden, würde dies bei einem Schwellenwert von 300 ng ein negatives Testergebnis – und damit kein Opiatbeikonsum – bedeuten.

Quantitative Tests eignen sich beispielsweise bei Benzodiazepinbeikonsum, um zu beurteilen, ob der Konsum reduziert oder beendet wurde. Dies wäre dann der Fall, wenn die nachgewiesene Konzentration im Urin abnehmen würde.

Alle technischen Untersuchungen haben eine gewisse Fehlerquote. Bei Labortests ist sie extrem gering, bei Schnelltests (Streifentests) kann sie bis drei Prozent betragen. Wenn das Ergebnis bedeutende Konsequenzen für den Patienten hat, kann es erforderlich sein, eine Kontrolle im Labor durchführen zu lassen. (Siehe auch Kapitel „Beikonsum".)

WELCHE STOFFE SOLLTEN KONTROLLIERT WERDEN?

Bei den Schnelltests werden fünf Einzelstoffuntersuchungen von der Kasse bezahlt. Verschiedene Kombinationen sind hierbei möglich.

Eine sinnvolle Kombination ist: Opiate, Kokain, Benzodiazepine, Methadon und THC.

Methadon sollte mit untersucht werden, da diese Ergebnisse bei Methadonsubstituierten eine zusätzliche Kontrolle darstellen, ob der Urin tatsächlich von einem Substituierten stammt. Ob THC untersucht wird, ist Einstellungssache.

Alternativ könnten Amphetamine untersucht werden, die zumindest bei unseren Patienten nur selten konsumiert werden.

Subutex® (Buprenorphin) kann bisher nur in speziellen Labors nachgewiesen werden, ein Schnelltest existiert bisher nicht.

Findet die Untersuchung in einem Zentrallabor statt, sollten im Wesentlichen die gleichen Substanzen untersucht werden. Aus Kostengründen ist jedoch auch eine Beschränkung auf Kokain, Opiate und Benzodiazepine möglich.

HÄUFIGKEIT DER KONTROLLEN

Es sollte unangekündigt kontrolliert werden. Im Durchschnitt genügt bei einer Langzeitsubstitution eine monatliche Kontrolle in unterschiedlichen Abständen. In besonderen Fällen, beispielsweise bei Schwangerschaft oder in Krisen, kann eine häufigere Frequenz sinnvoll und notwendig sein.

NACHWEISBARKEITSDAUER

Die verschiedenen Substanzen sind im Urin sehr unterschiedlich lange nachweisbar.

- Heroin: 1 bis 3 Tage,
- Methadon: 1 bis 3 Tage,
- Kokain: 2 bis 4 Tage,
- Benzodiazepine: 3 Tage bei geringer Dosis, 4 bis 6 Wochen nach Langzeiteinnahme,
- Cannabis: 2 bis 3 Tage, bei regelmäßigem Gebrauch bis 20 Tage und länger.

Tipp:
Wir fordern unsere Patienten auf, nur dann Urin abzugeben, wenn dieser tatsächlich drogenfrei ist. Andernfalls gibt es die Möglichkeit einer Selbstauskunft; sie spart Zeit und der Krankenkasse viel Geld.

ALKOHOLTEST

Alkoholbeikonsum ist bei der Substitution insbesondere wegen der gefährlichen Wechselwirkung mit Methadon ein wichtiges Thema.
Der Einsatz eines Alkomats zur Bestimmung der Alkoholkonzentration in der Ausatemluft ist aus diesem Grund empfehlenswert und verschafft objektive Werte als Diskussionsgrundlage bei Alkoholproblemen.
Gute Geräte kosten über 1.000 Euro und der Test wird leider nicht von der Krankenkasse bezahlt.

Formalien

- Juristische Grundlagen
- Finanzierung der Behandlung
- Behandlungsvertrag
- Abgabe- und Mitgaberegelungen (Take-home)
- Urinkontrollen
- **Schweigepflicht**
- Psychosoziale Begleitung
- Substitutionspass
- Behandlungsdauer, Beendigung, Abbruch
- Gesetzliche Betreuung

Ärzte, Arzthelferinnen und Drogenberater unterliegen grundsätzlich der Schweigepflicht. Sie dürfen weder Namen von Patienten noch Informationen über diese an Dritte weitergeben. Ein Bruch der Schweigepflicht wird mit Strafandrohung verfolgt (§ 203 Strafgesetzbuch). Alle Mitarbeiter einer Arztpraxis oder Beratungsstelle müssen ausführlich darüber informiert werden, dass die Schweigepflicht gewissenhaft einzuhalten ist. Insbesondere dürfen auch am Telefon keinerlei Auskünfte gegeben werden. Selbst die Tatsache, dass sich ein Patient in Behandlung befindet, unterliegt der Schweigepflicht.

Einladungen zum Schweigepflichtsbruch gibt es häufig. In diesem Fall sollten die therapeutischen, ethischen und juristischen Gründe für die Einhaltung der Schweigepflicht erläutert werden. Je nach Situation und falls das Einverständnis des Patienten vorliegt, kann es sinnvoll sein, zu gemeinsamen Gesprächen mit dem Patienten einzuladen.

WELCHEN THERAPEUTISCHEN SINN HAT DIE SCHWEIGEPFLICHT?

Die Schweigepflicht ist eine wichtige Voraussetzung für eine gute, tragfähige Beziehung zwischen Patient/Arzt und Patient/Drogenberater. Substituierte Menschen haben bei Bekanntwerden ihrer Opiatabhängigkeit zum Beispiel im beruflichen Bereich, in der Schule oder in der Familie häufig mit negativen Konsequenzen zu rechnen.

Die Schweigepflicht bietet einen geschützten Raum. Hier können alle Belange offen angesprochen und reflektiert werden.

Wann macht eine Schweigepflichtsentbindung Sinn?

- Zwischen dem substituierenden Arzt und dem zuständigen Drogenberater ist die Schweigepflichtsentbindung unerlässlich als Voraussetzung für eine gut abgestimmte Behandlung. Sie sollte bereits im Behandlungsvertrag vereinbart werden, sofern eine psychosoziale Begleitung vorgesehen ist.

- Für den Patienten kann es häufig sinnvoll sein, einer Schweigepflichtsentbindung gegenüber Mitarbeitern anderer Institutionen, wie Sozial- und Jugendamt oder Beschäftigungsträgern, zuzustimmen. Hierdurch können die Helfer in manchen Fällen positiv tätig werden, indem sie vermitteln, sich gegenseitig unterstützen oder informieren.

- Die behandelnden Ärzte sollten untereinander von der Schweigepflicht befreit sein, um Medikamentenkombinationen absprechen, aber auch um überprüfen zu können, ob wichtige Untersuchungen durchgeführt wurden oder werden sollen.

Zum Thema Eltern:

In der Regel ist es sinnvoll, gegenüber Eltern keine Schweigepflichtsentbindung zu vereinbaren. Gespräche mit Eltern sollten in Anwesendheit des „Kindes" geführt werden. Die häufig sehr intensive familiäre Beziehung und die gleichzeitig starke Betroffenheit der Eltern, kann sich andernfalls im Behandlungsverlauf eher negativ auswirken, indem zum Beispiel selbständige Entscheidungen der „Kinder" erschwert werden.

Formalien

- Juristische Grundlagen
- Finanzierung der Behandlung
- Behandlungsvertrag
- Abgabe- und Mitgaberegelungen (Take-home)
- Urinkontrollen
- Schweigepflicht
- **Psychosoziale Begleitung**
- Substitutionspass
- Behandlungsdauer, Beendigung, Abbruch
- Gesetzliche Betreuung

WER IST FÜR DIE PSYCHOSOZIALE BEGLEITUNG ZUSTÄNDIG?

In der Regel wird diese von Mitarbeitern der Drogenberatungsstellen geleistet.

WER BRAUCHT PSYCHOSOZIALE BEGLEITUNG?

Hier handelt es sich um ein umfangreiches Angebot für Substituierte, die durch ihre bisherigen Lebensumstände mehr oder weniger körperlich und seelisch stark beeinträchtigt und sozial ausgegrenzt sind.

Eine Zielgruppe sind insbesondere Menschen, die von existentieller Not betroffen sind: Wohnungslose, Menschen mit fehlender finanzieller Grundversorgung, ohne Krankenversicherungsschutz und ohne strukturierte Tagesabläufe.

Eine andere Zielgruppe sind Menschen, die an anderen Folgen des illegalen Drogenkonsums – wie z.B. Strafprozesse, Schulden, Vereinsamung – leiden und die zunächst ein selbständiges Leben ohne professionelle Hilfe nicht verwirklichen können. Ihnen fehlen Ressourcen für den Aufbau eines neuen Lebens, wie Berufsausbildung, kreative Freizeitgestaltung, Gewinnung von Freunden außerhalb der Drogenszene, Selbstvertrauen, familiäre Unterstützung.

Es gibt aber auch eine Gruppe von Substituierten, die sozial und beruflich integriert sind und die ihren Lebensalltag selbstständig bewältigen können.

Diese brauchen meist keine psychosoziale Begleitung durch einen Sozialarbeiter. Falls der Wunsch nach intensiverer Auseinandersetzung mit der Abhängigkeitserkrankung und deren Ursachen besteht, ist eher eine psychotherapeutische Behandlung empfehlenswert.

Psychosoziale Begleitung ist keine Psychotherapie und kann diese nicht ersetzen.

WAS BEINHALTET PSYCHOSOZIALE BEGLEITUNG FÜR SUBSTITUIERTE?

Die Aufgabe der psychosozialen Begleitung ist es, dem Hilfesuchenden Strategien zur Alltagsbewältigung an die Hand zu geben. Das Ziel ist die größtmögliche Eigenständigkeit durch:

- Motivation zu Veränderungsschritten,
- Hilfe zur Unterstützung der Verarbeitung der Abhängigkeitserkrankung und ihrer Folgen,
- Hilfe im Umgang mit Krisensituationen,
- Anleitung und Motivation zur Inanspruchnahme von Leistungen sozialer und medizinischer Einrichtungen (Krankenhaus/Behörden),
- Training lebenspraktischer Fähigkeiten,
- Aktivierung von Selbsthilfepotentialen.

Konkrete Themenbeispiele sind:
- „Ich brauche ein Dach über dem Kopf."
- „Hilfe, ich verliere meine Wohnung!"
- „Ich muss zum Arzt und bin nicht krankenversichert."
- „Ich kriege den Tag nicht geregelt und verpasse alle Termine."
- „Mein Partner stresst mich."
- „Ich fühle mich nur unter Junkies wohl."
- „Ich brauche einen Job."
- „Ich bin seit zehn Jahren arbeitslos."
- „Ich habe noch eine Bewährungsauflage."
- „Ich kann meine Kosten bei der Staatsanwaltschaft nicht zahlen."
- „Ich will, dass meine Kinder bei mir leben können."

WELCHE GESPRÄCHSFORMEN GIBT ES?

- Einzelgespräche,
- Dreiergespräche mit Klient und Arzt oder mit Klient und Angehörigen, bzw. Arbeitgeber oder Mitarbeiter von Behörden,
- Helferkonferenzen (zum Beispiel in Kinderkliniken nach der Entbindung und vor der Entlassung des Neugeborenen),
- spezifische Gruppenangebote (für Mütter mit Kleinkindern, für Vermittlungen in die stationäre Rehabilitation, als gemeinsame Freizeitaktion).

PSYCHOSOZIALE BEGLEITUNG ODER CASEMANAGEMENT?

Psychosoziale Begleitung ist Einzelfallhilfe in der oben beschriebenen Form. Eine weitere effektive Betreuungsform ist Casemanagement Beide Angebote sind eine Ergänzung und stellen keine Alternative dar. Als Case-Manager sorgt der Drogenberater für den optimalen Zugang des Klienten zu allen sozialen und medizinischen Dienstleistungen, sofern er dies benötigt. Es geht darum, die persönlichen Fähigkeiten des Patienten zu ermitteln und das Hilfsangebot von professionellen Anbietern effizient zu verknüpfen, manchmal in der Funktion des Koordinators (z.B. bei Schwangeren), des „Anwalts" oder des Beraters.

- Juristische Grundlagen
- Finanzierung der Behandlung
- Behandlungsvertrag
- Abgabe- und Mitgaberegelungen (Take-home)
- Urinkontrollen
- Schweigepflicht
- Psychosoziale Begleitung
- **Substitutionspass**
- Behandlungsdauer, Beendigung, Abbruch
- Gesetzliche Betreuung

Die Ausstellung eines Substitutionspasses ist mittlerweile auch ein Bestandteil der Richtlinien der Bundesärztekammer zur Substitutionsbehandlung.

WARUM IST DIE VERWENDUNG
EINES SUBSTITUTIONSPASSES SINNVOLL?

■ Dieser kann als Medikamentenpass verwendet werden, der im Notfall, z.B. bei Unfällen oder Inhaftierungen, über das Substitutionsmittel und die Begleitmedikation informiert.

■ Er kann auch dafür verwendet werden, mehr Transparenz zwischen dem substituierenden Arzt und dem zuständigen Drogenberater zu schaffen, indem zusätzlich, neben den Medikamentenangaben, die Termine beim Drogenberater und beim Arzt dokumentiert werden.

■ Für viele Patienten ist es von Interesse, den Pass bei Krankenhauseinweisungen, Zahnbehandlungen, im Kontakt mit dem Sozialamt, dem Bewährungshelfer, dem Richter oder der Krankenkasse vorlegen zu können.

WAS SOLLTE IM PASS DOKUMENTIERT SEIN?

(Ein Beispiel finden Sie im Anhang.)

* Name und Anschrift des Patienten,
* Adresse der Arztpraxis und der psychosozialen Beratungsstelle,
* Angaben über das Substitutionsmittel sowie wichtige zusätzliche Medikamente (z.B. bei Epilepsie, Diabetes mellitus),
* die wahrgenommenen und vereinbarten Termine beim Drogenberater und Arzt,
* Warnhinweise (z.B. Kindersicherung).

Der Substitutionspass ist eine – wenn auch bescheidene – Möglichkeit, die *Qualität* der Behandlung zu verbessern.

- Juristische Grundlagen
- Finanzierung der Behandlung
- Behandlungsvertrag
- Abgabe- und Mitgaberegelungen (Take-home)
- Urinkontrollen
- Schweigepflicht
- Psychosoziale Begleitung
- Substitutionspass
- **Behandlungsdauer, Beendigung, Abbruch**
- Gesetzliche Betreuung

WIE LANGE DAUERT EINE SUBSTITUTION?

Bei einer Opiatabhängigkeit handelt es sich meist um ein chronisches Problem. Die Gefahr von Rückfällen bleibt lebenslang bestehen.

Aus diesem Grund dauert eine Substitutionsbehandlung in der Regel Jahre, wobei es hier große Unterschiede gibt. Durchschnittlich sind drei bis fünf Jahre zu veranschlagen, bei manchen Patienten ist jedoch von einer lebenslangen Substitution auszugehen.

Nur den wenigsten Abhängigen gelingt es, auch wenn dies oft gewünscht wird, schon innerhalb weniger Wochen oder Monate die Behandlung erfolgreich zu beenden.

Nicht wenige entschließen sich im Behandlungsverlauf erstmalig oder erneut, eine stationäre Entwöhnungsbehandlung in Anspruch zu nehmen. Abbrüche durch Patienten kommen meist nur zu Beginn der Behandlung vor, wer sich einmal eingelassen hat, bricht in der Regel nicht mehr ab, zumal er ein Leben ohne den Stress der Suchtmittelbeschaffung und deren Folgen schätzen gelernt hat.

WIE KANN DIE BEHANDLUNG BEENDET WERDEN?

Bei zunehmender Stabilisierung der Lebenssituation, dem Herauswachsen aus der Szenewelt, beruflicher Reintegration,und psychischer Stabilisierung, gelingt es einigen Patienten, die Substitution ausschleichend zu beenden.

Für diesen Ausschleichprozess sollte man sich ausreichend Zeit lassen. Bei einer vorsichtigen Herabdosierung von 100 mg Methadon kann es beispielsweise bis ein Jahr lang dauern.

Zu Beginn kann die Dosierung in größeren Schritten (bis 10 mg pro Woche) reduziert und am Ende sollte in geringsten Mengen (1 bis 2 mg pro Woche) herabdosiert werden.

Im Wesentlichen muss der Patient, abhängig von seiner Verfassung, die Geschwindigkeit und die Reduktionsschritte festlegen.

Gelingt diese Reduktion nicht oder dauert es dem Betreffenden zu lange, kann auch eine stationäre Entgiftung oder ein narkoseunterstützter Entzug sinnvoll sein.

Auf keinen Fall sollte gegen den Willen des Patienten der Entzug forciert werden.

BEENDIGUNG

Bei nicht erfolgreichem Behandlungsverlauf können in seltenen Fällen Beendigungen der Behandlung sinnvoll sein.

Dies ist eine sehr einschneidende Maßnahme, die unter Umständen mit einem erhöhten Sterbe- oder Erkrankungsrisiko einhergeht. Sie muss aus diesem Grund sehr verantwortungsbewusst getroffen werden und sollte auf keinen Fall emotional durch eine Konfliktsituation begründet sein. Alle an der Behandlung beteiligten Personen sollten diese Entscheidung gemeinsam tragen. Meist empfiehlt es sich, die Situation zu überschlafen.

Beendigungsgründe können unter anderem sein:

- Nicht in den Griff zu bekommender gefährlicher Beikonsum anderer Substanzen, wie Heroin, Alkohol, Benzodiazepine und vor allem auch Kokain, wenn noch nicht alle Behandlungsalternativen, wie z.B. Teilentgiftung, ausgeschöpft wurden.

- Keinerlei Behandlungsfortschritt, obwohl die Hoffnung besteht, dass durch andere Therapieverfahren Besserungen zu erzielen wären.

- Verstoß gegen die Praxisregeln, Dealen in der Praxis, Gewaltanwendung, Gewaltandrohung usw.

- Mehrfachsubstitution durch verschiedene Ärzte.

- Verweigerung der notwendigen Mitarbeit (regelmäßiges Erscheinen zur Ersatzstoffeinnahme, Inanspruchnahme von psychosozialer Begleitung, Bereitschaft zu ausreichend hoher Ersatzstoffdosierung).

Wie sollte eine Substitution beendet werden?

Es empfiehlt sich, die Beendigung der Substitution dem Patienten möglichst in schriftlicher Form anzukündigen.

Eine Übergangsfrist von zehn Tagen bis vier Wochen sollte vereinbart werden, ebenso, ob in dieser Zeit die Dosierung beibehalten oder reduziert wird.

Die schriftliche Vereinbarung sollte auch eine Empfehlung für die Weiterbehandlung enthalten, beispielsweise die Empfehlung einer Substitution bei einem anderen Arzt oder eine stationäre Behandlung.

Lediglich bei Gewaltanwendung oder -androhung kann es notwendig sein, die Behandlung unverzüglich zu beenden.

Da sich teilweise persönliche Konflikte und Spannungen zwischen Arzt und Patient aufgebaut haben, kann die Unterstützung bei einem Arztwechsel dem Patienten eine neue Chance bieten.

Ein Abbruch kann durchaus die Chance eines besseren Neubeginns beinhalten. Wir haben des Öfteren die Erfahrung gemacht, dass auch bei problematischen Patienten die Weitersubstitution bei einem anderen Arzt zumindest zu Beginn wesentlich besser funktioniert hat.

Zum Thema Gewalt:

Fühlt sich ein Team bedroht oder auch durch Gewaltandrohung erpresst, ist es nicht mehr arbeitsfähig und sollte auf alle Fälle die Behandlung beenden.

Da sich unter den Abhängigkeitskranken durchaus Menschen befinden, die Probleme haben, ihre aggressiven Impulse zu kontrollieren (vor allem wenn zusätzlich noch Alkohol konsumiert wird), sollten die Themen Gewalt und Angst sehr ernstgenommen werden.

Jedes einzelne Teammitglied ist nur arbeitsfähig, wenn es angstfrei ist.

- Juristische Grundlagen
- Finanzierung der Behandlung
- Behandlungsvertrag
- Abgabe- und Mitgaberegelungen (Take-home)
- Urinkontrollen
- Schweigepflicht
- Psychosoziale Begleitung
- Substitutionspass
- Behandlungsdauer, Beendigung, Abbruch
- **Gesetzliche Betreuung**

Die Einrichtung einer gesetzlichen Betreuung ist für Menschen möglich, die aufgrund einer körperlichen, geistigen oder seelischen Behinderung ihre Angelegenheiten ganz oder teilweise nicht mehr erledigen können. Die Anregung einer Betreuung ist sowohl durch Professionelle (z.B. Ärzte oder Drogenberater) als auch durch Familienangehörige beim zuständigen Vormundschaftsgericht möglich. Der Patient sollte ausführlich über diese Maßnahme und die zu erwartende Hilfe vorher informiert werden. Das Vormundschaftsgericht beauftragt dann einen unabhängigen Gutachter mit der Überprüfung der Notwendigkeit.

Für folgende Bereiche können Betreuer zum Beispiel zuständig sein:

- Vermögensverwaltung,
- Aufenthaltsbestimmung,
- medizinische Behandlung.

Als Betreuer werden von den Gerichten meist Sozialarbeiter oder Rechtsanwälte eingesetzt. Diese sind gegenüber dem Gericht rechenschaftspflichtig.

Die Betreuung kann auf Antrag des Betreuten auch wieder aufgehoben werden.

Der Vorteil einer gesetzlichen Betreuung liegt insbesondere in der verbindlichen Betreuung des Kranken. Das heißt, auch wenn alle anderen Institutionen nicht mehr aufgesucht werden, bleibt der Kontakt zum Betreuer weiterhin bestehen, da dieser dann zum Beispiel Hausbesuche machen kann.

In besonders problematischen Fällen mit erheblicher Eigengefährdung oder bei Vorliegen massiver zusätzlicher psychiatrischer Erkrankungen kann die Einrichtung einer Betreuung auch im Rahmen einer Substitutionsbehandlung eine sehr hilfreiche und unter Umständen lebensrettende Maßnahme sein.

Sowohl Ärzte als auch Drogenberater sollten über diese Möglichkeit informiert sein und, falls erforderlich, sich nicht scheuen, eine solche Maßnahme anzuregen.

- **Substitutionsmittel**
- Umrechnungstabelle
- Zusatztherapie mit Psychopharmaka
- Schlafstörungen
- Körperliche Begleiterkrankungen
- Seelische Begleiterkrankungen
- Schmerztherapie
- Zahnsanierung

Nochmals einige Sätze zum pharmakologischen Wirkprinzip der Behandlung:

Zunächst zur Begriffsklärung:

Man unterschiedet zwischen den natürlich vorkommenden Opiaten (hierzu gehören z.B. Codein, Morphin und Opium) und den künstlich hergestellte Opioden (hierzu gehört das Methadon und das Buprenorphin). Heroin ist ein halbsynthetisches Opiat, da an das Morphinmolekül eine chemische Gruppe (Diacetyl) zusätzlich angehängt wurde.
Wir verwenden im Folgenden den Begriff „Opiat" häufig als Überbegriff.

Der regelmäßige Konsum von Opiaten und Opioden verursacht eine psychische und körperliche Abhängigkeit. Wird der Konsum dieser Substanz beendet, entstehen die sogenannten Entzugssymptome wie Gliederschmerzen, Schwitzen, Frieren, Durchfall usw.
Diese Entzugssymptome verschwinden sofort wieder, wenn ein Opiat zugeführt wird. Im Gehirn gibt es Andockstellen für Opiate (Rezeptoren), da der Körper auch eigene Opiate, die sogenannten Endorphine produziert. Wie ein Schlüssel in das entsprechende Schloss passt, entsprechend passen alle Opiate in diese Opiatrezeptoren und lösen die entsprechenden Opiatwirkungen, wie Schmerzstillung, Euphorie aber auch Unterdrückung der Atmung, aus.
Hieraus ergibt sich, dass ein Opiat, wie beispielsweise das Heroin, durch andere Opiate ersetzt werden kann. Wird das aus therapeutischen Grün-

den angestrebt, muss eine Substanz gefunden werden, die durch ihre sonstigen Eigenschaften hierfür geeignet ist. Im Folgenden werden die in Deutschland zur Verfügung stehenden Heroinersatzstoffe kurz beschrieben.

METHADON

Methadon ist ein vollsynthetisch, das heißt künstlich hergestelltes Opioid. Es gibt zwei Formen dieser Substanz, die sogenannte linksdrehende und wirksame Form, das l-Methadon mit dem Produktnamen Polamidon®, und die nicht oder kaum wirksame rechtsdrehende Form, das d-Methadon.

Das international üblicherweise eingesetzte Methadon ist eine Mischung aus diesen beiden Formen, das heißt d/l-Methadon, das auch Racemat genannt wird. Polamidon® wird im Wesentlichen nur in Deutschland eingesetzt.

Es gibt aktuell keine gesicherten Erkenntnisse, dass Polamidon® eindeutige Vorteile gegenüber dem d/l-Methadon besitzt. Es gibt jedoch sowohl Ärzte als auch Patienten, die hiervon überzeugt sind.

Die Methadonlösung muss als Rezeptur in Apotheken hergestellt werden und ist in dieser Form meist wesentlich billiger als Polamidon®. Auch das als Fertigarznei zu erhaltende Polamidon® muss, wenn es Patienten mitgegeben werden soll, mit einem Stoff versetzt werden, der das Injizieren erschwert. Mittlerweile hat die Herstellerfirma geeignetere Packungsgrößen und Zubereitungen für die Substitutionsbehandlungen auf den Markt gebracht.

Vor allem auf dem Land stellen die Apotheken zum Teil keine Methadonlösung her, sodass hier das Polamidon® eingesetzt werden muss.

Mittlerweile gibt es Methadon auch in Tablettenform (Handelsname: Methadicct®).

Methadon war die erste Substanz, die in den USA 1964 von Dole und Nyswander zur Behandlung von Opiatabhängigen eingesetzt wurde.

Was sind die Vorteile dieser Substanz?

■ Sie wird als Flüssigkeit oder Tablette im Magen/Darmtrakt aufgenommen, das heißt, sie kann geschluckt und muss nicht wie Heroin gespritzt, gesnieft oder inhaliert werden.

■ Methadon hat eine sehr lange Wirkungszeit, das heißt 15 bis 60 Stunden nach seiner Einnahme ist immer noch die Hälfte davon im Körper vorhanden. Diese Substanz muss also nur einmal am Tag eingenommen werden. Bei ausreichend hoher Dosierung hat der Körper dann einen nahezu gleichförmig hohen Wirkstoffspiegel im Blut, es gibt kaum mehr Schwankungen, die Entzugserscheinungen oder Opiatgier hervorrufen. Selbst wenn an einem Tag kein Methadon eingenommen wird, treten keine oder nur geringe Entzugserscheinungen auf.

■ Methadon verhindert bei ausreichend hoher Dosierung vollständig die Heroinentzugserscheinungen, es beseitigt außerdem die Gier nach Opiaten.

■ Methadon verursacht bei regelmäßiger täglicher Einnahme nur sehr geringe psychische Effekte, wie Euphorie (der sogenannte „Kick") oder Schläfrigkeit. Bei einer stabilen Methadonsubstitution sind die Patienten voll arbeitsfähig oder in der Lage die Schule zu besuchen. Untersuchungen zeigen auch, dass bei stabiler Dosierung Auto gefahren werden kann.

■ Bei ausreichend hoher Dosierung von Methadon wirkt Heroin nicht mehr. Die „Rezeptoren" sind besetzt, Heroin passt nicht mehr hinein. Damit ist auch die Gefahr von Heroinüberdosierungen, die lebensbedrohlich sein können, abgeschwächt.

■ Da mit Methadon mittlerweile jahrzehntelange Erfahrungen vorliegen, und keine Folgeschäden bekannt geworden sind, ist sie eine vergleichsweise sichere Substanz. Selbst beim Einsatz in der Schwangerschaft liegen bis heute keine wissenschaftlich gesicherten Erkenntnisse vor, dass es zu Schäden beim Kind kommt.

■ Methadon ist eine vergleichsweise kostengünstige Substanz.

Was sind die Nachteile dieser Substanz?

● Methadon löst wie alle Opiate eine starke psychische und körperliche Abhängigkeit aus, der Entzug ist zwar nicht unbedingt schlimmer, dauert aber zumindest erheblich länger als der von Heroin. Auch bei den Neugeborenen von mit Methadon substituierten Müttern, kommt es häufig zu einem schweren und behandlungsbedürftigen Opiatentzugssyndrom.

- Viele Substituierte leiden unter ausgeprägtem Schwitzen, was teilweise nach einigen Wochen verschwindet, bei einigen bleibt es jedoch solange bestehen wie Methadon eingenommen wird.

- Es kommt nicht selten zu einer ausgeprägten Gewichtszunahme, in einzelnen Fällen bis zu 20 kg. Einige Patienten sprechen von Heißhunger auf Süßes.

- Wie alle Opiate verursacht auch Methadon durch die Hemmung der Darmtätigkeit Verstopfung. (Ein gutes Mittel dagegen ist die regelmässige Einnahme von Lactulosesirup, der auf natürliche und nicht schädigende Art die Darmtätigkeit unterstützt.)

- Es kann zu hormonellen Veränderungen kommen, die zu Problemen im Sexualbereich (wenig Lust auf Sex, Potenzstörungen) und zu Menstruationsstörungen führen können.

Vorsicht: Trotz unregelmäßiger oder ausbleibender Menstruation können substituierte Frauen schwanger werden !

- Es werden gelegentlich Müdigkeit und depressive Verstimmungen beschrieben.

- Insgesamt werden Gefühle leicht gedämpft wahrgenommen, die Seele scheint wie in Watte gepackt zu sein.

Welche Gefahren gibt es durch Methadon?

◆ Bei Überdosierung und vor allem bei zusätzlichem Alkohol- oder Tablettenbeikonsum kann es zu einer lebensgefährlichen Lähmung der Atmung bis zu Atemstillstand kommen.

◆ Bei nicht an Opiate gewöhnte Menschen und vor allem bei Kindern kann schon eine niedrige Dosierung von ungefähr 50 bis 70 mg zu einer Lähmung des Atemzentrums führen. Aus diesem Grund muss mit dieser Substanz sehr sorgfältig und verantwortungsvoll umgegangen werden.

◆ Die Verkehrstauglichkeit und das Bedienen von Maschinen kann durch Methadon vor allem in der Neueinstellungsphase durch eine Verschlechterung der Reaktionszeit eingeschränkt sein.

◆ Die üblicherweise verwendeten Methadonlösungen sind mit einer Substanz versetzt, die das Injizieren verhindern soll. Wird dies trotzdem getan, kann es zu Gewebsschädigungen, Abszessen und anderen Komplikationen kommen.

Zur Dosierung

Da es leicht und häufig zu Umrechnungsfehlern kommt, soll hier ein kleiner Nachhilfekurs in Pharmakologie erfolgen.

Am sichersten ist es, die Wirkstoffmenge in Milligramm anzugeben, wobei dann noch hinzugefügt werden muss, ob es sich um l- oder d/l-Methadon handelt.

Die oft verwendeten Milliliterangaben sind ungenauer, da je nach Wirkstoffkonzentration die enthaltene Wirkstoffmenge sehr unterschiedlich sein kann.

Konkret heißt das:

10 ml 1%ige d/l-Methadonlösung entsprechen 100 mg d/l-Methadon oder 100 ml 0,5 %iges Polamidon®, was wiederum 50 mg Wirkstoff sind (siehe auch Umrechnungstabelle).

Die Anfangsdosis sollte maximal 30 bis 40 mg d/l-Methadon betragen. Komplizierte Umrechnungen von Heroin auf Methadon sind überflüssig, da die Konzentration von Schwarzmarktheroin zu unterschiedlich ist und häufig auch die Angaben des Abhängigen nicht immer der Wahrheit entsprechen.

Sollten diese 40 mg zu wenig sein, kann täglich um 10 mg erhöht werden, bis sich der Patient wohl fühlt. Da der Patient sein Wohlbefinden am besten selbst beurteilen kann, erscheint es uns sinnvoll, die Dosissuche ihm selbst zu überlassen. Der Arzt sollte hierbei lediglich beraten und die Rahmenbedingungen festlegen. Die Erfahrung zeigt, dass viele Patienten mit 80 bis 120 mg gut eingestellt sind. Zu niedrige Dosierungen bei noch instabilen Patienten erhöhen die Gefahr von Heroinrückfällen.

Was die maximale Dosierung angeht, so gibt es keine genaue Regel. Nach unserer Erfahrung ist es nicht sinnvoll, mehr als 160 mg täglich zu verschreiben. In sehr seltenen Ausnahmefällen kann es aber vorkommen, dass ein Patient Methadon überaus schnell abbaut und eventuell mehr als 160 mg am Tag braucht.

Hinter dem Verlangen nach einer hohen Dosierung steckt häufig der Wunsch des Patienten, seelische Probleme durch die Einnahme eines hochdosierten Opiates zu betäuben. Nach Lösung oder Besserung dieser Probleme gelingt es nahezu allen von selbst, die Dosierung wieder zu reduzieren. Die meisten Patienten bevorzugen niedrigere Dosen, unter anderem auch wegen den zum Teil doch recht unangenehmen Nebenwirkungen, die bei niedrigeren Dosierungen geringer werden.

BUPRENORPHIN (=SUBUTEX®)

Unter dem Handelsnamen Temgesic® ist der Wirkstoff Buprenorphin seit Jahrzehnten in der Schmerzbehandlung bekannt. Die Zulassung für die Substitutionsbehandlung erhielt das Medikament im Februar 2000. Es wird unter dem Handelsnamen Subutex® vertrieben. Da die Dosierungen bei der Substitution wesentlich höher sind als bei Temgesic® mussten neue Tablettengrössen hergestellt werden. So entspricht die Wirkung einer Tablette Subutex® 8 mg 20 Tabletten Temgesic forte® oder 40 Tabletten Temgesic®.

Buprenorphin ist wie Heroin oder Methadon ein Opioid, unterscheidet sich aber etwas in seiner Wirkungsweise.

- Subutex® wird durch die Mundschleimhaut aufgenommen, das heißt, die Tablette muss unter der Zunge aufgelöst werden. Wird das Medikament geschluckt, wirkt es nicht.

- Subutex® ist ein sogenannter „partieller Agonist", das heißt, es hat nur eine Teilwirkung und keine volle am Rezeptor. Verdrängt Subutex® einen kompletten Agonisten wie Heroin oder Methadon vom Rezeptor, treten Entzugssymptome auf.

- Es gibt nicht nur eine Sorte von Opiatrezeptoren, sondern mehrere. Die schmerzstillende und euphorisierende Wirkung wird am μ-Rezeptor ausgelöst, unerwünschte Opiatwirkungen wie Müdigkeit und Depression dagegen am κ-Opiatrezeptor. Subutex® wirkt als Gegenspieler, das heißt Antagonist, am κ-Rezeptor. Hierdurch löst es keine Müdigkeit oder depressive Verstimmung aus .

- Subutex® hat eine noch längere Halbwertszeit (Wirkungszeit) als Methadon und bleibt lange am Rezeptor haften (d.h. es hat eine hohe Rezeptorbindungskapazität).

Durch diese pharmakologischen Unterschiede ergeben sich einige Vorteile dieses Medikamentes gegenüber Methadon:

- Die Gefahr der Auslösung von Atemdepressionen ist geringer, es kommt damit seltener zu Todesfällen, die Substanz ist insgesamt nicht so gefährlich wie Methadon.

- Subutex® hat ein weniger hohes Suchtpotential als die anderen Opioide, damit ist der Entzug davon einfacher.

- Neugeborene von mit Subutex® substituierten Müttern haben weit weniger Entzugsymptome als Neugeborene, deren Mütter andere Opiate einnahmen.

- Durch die lange Wirkungszeit ist eine zwei- bis dreitägige Einnahme möglich, wobei dann die gesamte Dosis an einem Tag eingenommen werden muss. Das bedeutet, dass bei einer Tagesdosis von 4 mg zum Beispiel folgendes Einnahmeschema denkbar ist: Montag 8 mg, Mittwoch 8 mg, Freitag 12 mg.
- Subutex® hat keine dämpfende Wirkung, auch die Sexualität ist unter Subutex® weniger beeinträchtigt als unter Methadon.

Die Tabletten gibt es in unterschiedlichen Wirkstärken: 0,4 mg, 2 mg, 8 mg.

In Frankreich wurde Subutex® 1996 als Substitutionsmittel eingeführt. 1998 wurden 55 000 Patienten damit substituiert. Der in Frankreich seit 1994 auffallende Rückgang der Drogentodesfälle ist eventuell mit hervorgerufen durch dieses neue Medikament.

Bei einer Neueinstellung ist Folgendes dringend zu beachten

Da Subutex® nur ein partieller Agonist ist, muss der opiatabhängige Patient vor der ersten Einnahme schon deutliche Entzugerscheinungen haben, sonst löst Subutex® Entzugsymptome aus. Eine intensive Aufklärung des Patienten hierüber ist notwendig.

Die Erfahrung zeigt, dass eine zügige Aufdosierung wichtig ist, da die Subutexwirkung in den ersten Tagen etwas verzögert einsetzt. Die Anfangsdosis kann 8 mg betragen und durch eine zusätzliche Einnahme am Nachmittag noch gesteigert werden. In Deutschland liegt die maximal zugelassene Tagesdosis bei 24 mg. Bei der oben beschriebenen Intervalleinnahme (Montag – Mittwoch – Freitag) kann diese Dosis aber überschritten werden.

Umsetzung von Methadon auf Subutex®

Aufgrund der unterschiedlichen pharmakologischen Eigenschaften sollte eine Umstellung nur dann erfolgen, wenn der Patient mit maximal 30 mg d/l-Methadon substituiert ist. Bei höheren Dosierungen treten sehr unangenehme Entzugssymptome auf. Auch hier gilt , dass vor der ersten Einnahme der Patient schon deutliche Entzugssymptome haben sollte. Am besten wird vor der Umsetzung die Methadondosis vom Vortag ausgelassen oder halbiert.

Subutex® und ambulanter Entzug

Da Subutex® zwar einerseits als Opioid effektiv Entzugssymptome unterdrückt, andererseits aber ein geringeres Abhängigkeitspotential hat, eignet es sich gut als Medikament zur Unterstützung eines Opiatentzuges, sei es stationär oder ambulant.
(Mehr hierzu im Kapitel „Ambulanter Entzug".)

CODEIN/DIHYDROCODEIN

Codein hat in der bundesdeutschen substitutionsgestützten Behandlung eine lange Geschichte mit sehr heftigen und kontroversen Diskussionen.

In der Medizin wird Codein vor allem in hustenreiz- oder schmerzstillenden Medikamenten angewendet. In dieser Form fällt Codein nicht unter das Betäubungsmittelgesetz und kann auf einem normalen Rezept verschrieben werden.

Anfang der 80er Jahre, als die Substitutionsbehandlung rechtlich noch nicht abgesichert war und engagierte Ärzte HIV-infizierte Drogenabhängige behandeln wollten, war dies mit Codein ohne besonderes strafrechtliches Risiko machbar.

Da Codein im Körper zu Morphin abgebaut wird und dies natürlich auch an den Opiatrezeptoren ansetzt, konnte dieses Medikament Heroin sehr gut ersetzen und Entzugssymptome beseitigen.

Da die Substitution mit Codein rechtlich nicht vorgesehen war und es auch keinerlei Leitlinien oder Standards hierzu gab, wurde sie als „graue Substitution" bezeichnet und geriet durch einige negative Vorkommnisse zunehmend in Verruf.

Auch wenn einige Ärzte diese Behandlung gewissenhaft und verantwortungsbewusst durchgeführt haben, gab es doch immer wieder schwarze Schafe, die diese Substanz Abhängigen literweise verschrieben und mitgegeben haben. Nachdem insbesondere in Bayern zunehmend Todesfälle durch Codeinüberdosierungen festgestellt wurden, reagierte der Gesetzgeber und veranlasste mit der 14. Betäubungsmittelrechts-Änderungsverordnung vom September 1999,

• dass Codein an Abhängige nur noch auf einem Betäubungsmittelrezept verschrieben werden darf;

- die gleichen Abgabebedingungen einzuhalten sind wie beim Methadon

- und dass diese Substanz nur noch „in anders nicht behandelbaren Ausnahmefällen" eingesetzt werden sollte.

Durch diese Neuregelung verlor Codein innerhalb kürzester Zeit weitgehend seine Bedeutung bei der Substitutionsbehandlung, wobei diese Substanz international noch nie eine wesentliche Rolle gespielt hatte.

Nachteile von Codein

● Codein hat mit etwa acht Stunden eine relativ kurze Halbwertszeit. Damit kommt es leicht zu Blutspiegelschwankungen und die können Opiatgier und erhöhte Rückfallgefahr zur Folge haben. Durch die kurze Halbwertszeit ist auch von Anfang an die Mitgabe des Medikaments erforderlich, was die Missbrauchsgefahr erhöht.

● Codein erscheint im Urintest als Opiat, wodurch die in vielen Praxen üblichen Streifen- oder Plattenschnelltests auf Opiate nicht anwendbar sind und auch die ansonsten in Labors durchgeführten Opiattests sind nicht in der Lage, Heroinbeikonsum festzustellen. Die Differenzierung der verschiedenen Opiate wie Heroin, Codein oder andere, ist labortechnisch zwar möglich, aber sehr teuer und daher routinemäßig kaum einsetzbar.

● Die Gefahr allergischer Reaktionen und epileptischer Anfälle scheint unter Codein erhöht zu sein.

Es gibt unter den substituierenden Ärzten vehemente Fürsprecher des Einsatzes von Codein, die auch zum Teil jahrelange und gute Erfahrungen mit dieser Substanz gemacht haben. Um die Behandlungsfreiheit weniger einzuengen, hat der Gesetzgeber in der aktuellen Fassung des Betäubungsmittelgesetzes Codein als zugelassenes Substitutionsmittel mit aufgeführt.

Nach der Einführung von Subutex® als Alternative zum Methadon, gilt mehr denn je, dass auf Codein weitgehend verzichtet werden kann.

ORLAAM®
(= LAAM = LEVOALPHAACETYLMETHADOL)

Bei dieser Substanz, die unter dem Handelsnamen Orlaam® vertrieben wurde, handelt es sich um ein weiteres Medikament, das prinzipiell für die Substitutionsbehandlung in Frage käme. Seit der Zulassung in Deutschland 1997 sind jedoch zehn Fälle *lebensbedrohlicher Herzrhythmusstörungen* durch LAAM beobachtet worden, weshalb die europäische Zulassungsbehörde (EMEA) Ende April 2001 die Empfehlung aussprach, bei allen Patienten LAAM abzusetzen. Die Zulassung dieses Medikamentes zur Substitution wurde in der Zwischenzeit wieder zurückgezogen.

Der Hauptvorteil dieser Substanz war im Wesentlichen, dass sie eine sehr lange Halbwertszeit von zwei bis drei Tagen hat. Hierdurch ist eine Einnahme jeden zweiten oder dritten Tag ausreichend, durch die lange Wirkungszeit kommt es zu einer sehr gleichmäßigen Wirkstoffkonzentration im Blut.

Medikamente und Begleiterkrankungen

- Substitutionsmittel
- **Umrechnungstabelle**
- Zusatztherapie mit Psychopharmaka
- Schlafstörungen
- Körperliche Begleiterkrankungen
- Seelische Begleiterkrankungen
- Schmerztherapie
- Zahnsanierung

Polamidon® (L-Methadon) in mg	x 2	= d/l-Methadon in mg
Dihydrocodein in mg	: 15	= d/l-Methadon in mg
Subutex® (= Buprenorphin) in mg	circa 5-7 x	~ d/l-Methadon in mg

Achtung: Eine genaue Umrechnung von Methadon auf Subutex® ist nicht möglich. Es handelt sich um eine grobe Faustformel.

Beispiel:

40 mg Polamidon® (8 ml bei *0,5%* Lösung)	x 2	= 80 mg d/l-Methadon (8 ml bei *1%* Lösung)
1200 mg Dihydrocodein	: 15	= 80 mg d/l-Methadon
12-16 mg Subutex®	circa 5-7 x	~ 80 mg d/l-Methadon

- Substitutionsmittel
- Umrechnungstabelle
- **Zusatztherapie mit Psychopharmaka**
- Schlafstörungen
- Körperliche Begleiterkrankungen
- Seelische Begleiterkrankungen
- Schmerztherapie
- Zahnsanierung

Diese Medikamente können eingesetzt werden, um zusätzlich bestehende psychische Erkrankungen wie Depressionen, Angststörungen oder Psychosen zu behandeln. Psychopharmaka stehen nicht in Konkurrenz zu einer Psychotherapie, sondern können diese sinnvoll ergänzen.

NEUROLEPTIKA

(Zum Beispiel Handelsnamen wie: Zyprexa®, Risperdal®, Leponex®, Decentan®, Haldol®.)
Hierunter versteht man Medikamente, die vorwiegend bei der Behandlung von schizophrenen Erkrankungen mit gutem Erfolg eingesetzt werden. Unangenehme Symptome wie Stimmenhören, Wahn oder Angst können damit wirkungsvoll behandelt werden. Die Wahl des geeigneten Medikamentes sollte mit großer Sorgfalt von einem erfahrenen Arzt getroffen werden. Da diese Medikamente häufig ausgeprägte und unangenehme Nebenwirkungen haben, ist es besonders wichtig, den Patienten gut zu beraten und intensiv zu begleiten. Findet eine solche Begleitung nicht statt, werden die Medikamente meist nicht zuverlässig eingenommen.

ANTIDEPRESSIVA

(Zum Beispiel: Amitryptilin = Saroten®, Doxepin = Aponal®, Trimipramin = Stangyl®, Fluoxetin = Fluctin®, Sertralin = Zoloft®.)
Wie der Name schon sagt, werden diese Medikamente vor allem zur Behandlung von Depressionen eingesetzt. Ihre Einnahme kann jedoch

auch bei Schlafstörungen, Angstsymptomen und Schmerzsyndromen angezeigt sein.

Antidepressiva haben kein Suchtpotential, können aber bei Überdosierungen zu lebensgefährlichen Vergiftungen führen.

Da bei Substituierten die Stimmung häufig auch durch desolate Lebensumstände negativ beeinflusst wird, ist gründlich zu überprüfen, ob eine medikamentöse Behandlung tatsächlich sinnvoll ist. Medikamente können die Verbesserung der Lebensumstände nicht ersetzen.

Eine häufige und sinnvolle Indikation für beruhigende (= sedierende) Antidepressiva sind die vor allem zu Beginn der Substitution geschilderten massiven Schlafstörungen.

Bewährt haben sich niedrigdosierte, beruhigende Antidepressiva wie Doxepin (Aponal®), Amitryptilin (Saroten®) oder Trimipramin (Stangyl®). Meist reichen 25 bis 50 mg, die antidepressive Dosis liegt deutlich höher.

Leider werden Antidepressiva (vor allem Doxepin) ähnlich wie Benzodiazepine in abenteuerlichen Dosierungen in der Drogenszene zur Beruhigung, Betäubung oder Reduktion von Entzugssymptomen missbraucht. Wir empfehlen deshalb, auch diese Medikamente nur in kleinsten Mengen und kontrolliert an Abhängige abzugeben.

(Siehe Kapitel „Schlafstörungen".)

BENZODIAZEPINE

(Zum Beispiel Handelsnamen wie: Diazepam = Valium®, Flunitrazepam = Rohypnol®, Lorazepam = Tavor®, Bromazepam = Lexotanil®.)

Diese Medikamente haben vorwiegend eine schlaffördernde, beruhigende und angstlösende Wirkung. Sie sind in der Psychiatrie und Suchtmedizin die sicherlich umstrittenste Gruppe.

Einerseits sind sie sehr wirksam, sicher und arm an Nebenwirkungen, andererseits besitzen sie ein sehr hohes Abhängigkeitspotential.

Gerade bei dieser Medikamentengruppe gibt es viele Gefälligkeitsverschreibungen in großen Mengen auf Privatrezept ohne klare Indikation, ohne allgemeinärztliche oder psychiatrische Untersuchung. Dabei handelt es sich zum Teil eindeutig um ärztliche Kunstfehler.

Trotz des unbestritten hohen Suchtpotentials können Benzodiazepine unter Umständen auch bei Drogenabhängigen in besonders begründeten Fällen indiziert sein.

Die Indikation muss gut geprüft und kritisch hinterfragt werden und sollte durch einen suchtmedizinisch erfahrenen Arzt erfolgen oder durch einen psychiatrischen Fachkollegen bestätigt werden. Eine Verlängerung der Einnahme dieser Medikamente sollte immer wieder neu überprüft werden.

Die Abgabe darf nur kontrolliert in möglichst kleinen Mengen erfolgen. Es ist empfehlenswert, die tägliche Menge gleichzeitig mit dem Ersatzstoff abzugeben.

Die Höchstdosis sollte medizinisch verantwortbar sein und sich nicht an den zum Teil exzessiven Missbrauchsdosen orientieren. Bei Diazepam sollten beispielsweise 30 mg/d im Regelfall nicht überschritten werden. Patienten, die einen deutlich höheren Tagesbedarf haben (in Einzelfällen werden bis 50 oder 60 Tabletten täglich konsumiert), sollten eine stationäre Teilentgiftung von Benzodiazepinen durchführen, was zu einem deutlichen Rückgang eines maßlosen Benzodiazepinbeikonsums führt. Mittlerweile sehen wir nur noch selten Patienten, die im Wartezimmer einschlafen und fast vom Stuhl fallen. Auch die typischen Brandlöcher auf der Kleidung, die durch Einschlafen während des Rauchens verursacht werden, sind wesentlich seltener zu finden.

Als Schlafmittel sollten Benzodiazepine, wenn überhaupt, nur kurzfristig und das heißt wenige Tage bis maximal zwei bis drei Wochen verschrieben werden.

Benzodiazepine stören den eigenen Schlafrhythmus und führen beim Absetzen zu einem sogenannten „Rebound-effekt", das heißt, die Schlafstörung ist noch ausgeprägter als vor Beginn der Medikamenteneinnahme. Die Gefahr ist groß, dass bei Menschen mit Suchtstruktur schon kurzfristige Verordnungen Abhängigkeit auslösen.

Benzodiazepinentzüge sind bei hoher Dosierung extrem unangenehm, für manche Patienten schlimmer als Heroinentzüge. Es kann zu folgenden Symptomen kommen:

- starke Ängste,
- epileptische Anfälle,
- starke Muskelverkrampfungen,
- delirante Zustände mit quälenden Halluzinationen.

Auf die Verordnung von Flunitrazepam (= Rohypnol®) kann bei Drogenabhängigen grundsätzlich verzichtet werden. Dieses Medikament darf aufgrund des hohen Missbrauchspotentials mittlerweile nur noch auf einem Betäubungsmittelrezept an Drogenabhängige verschrieben werden. Die Verordnungshäufigkeit ist dadurch in den letzten Jahren erfreulicherweise massiv zurückgegangen.

- Substitutionsmittel
- Umrechnungstabelle
- Zusatztherapie mit Psychopharmaka
- **Schlafstörungen**
- Körperliche Begleiterkrankungen
- Seelische Begleiterkrankungen
- Schmerztherapie
- Zahnsanierung

Schafstörungen sind sehr häufig bei Substitution.

FOLGENDE URSACHEN KÖNNEN HIERFÜR IN FRAGE KOMMEN

- Angst vor Alpträumen.
- Vorangegangener Medikamenten- oder Drogenmissbrauch, der den eigenen Schlafrhythmus zerstörte. Vor allem Benzodiazepine stören den körpereigenen Schlafrhythmus.
- Unregelmäßige, unrhythmische Lebensweise ohne Tag-Nacht-Rhythmus.
- Aufputschende Getränke wie Kaffee, Schwarztee, Cola, Red Bull und Ähnliches.
- Konsum von Kokain oder Speed.
- Angst vor Schlaflosigkeit führt erneut zu Schlafstörungen.
- Fehlende Tagesaktivität, das heißt, es kommt zu keiner Ermüdung und das Schlafbedürfnis entsteht nicht.
- Drückende Sorgen und Probleme.
- Nach Opiat- oder Benzodiazepinentzügen kann es zu wochenlangen Schlafstörungen kommen.

Schlafstörungen sind auch bei nicht Süchtigen weit verbreitet. Schlafforscher haben aus diesem Grund wichtige Erkenntnisse und gute Hilfsmöglichkeiten erarbeitet.

Es gelten folgende Erkenntnisse und Regeln

- Man kann nachts nur schlafen, wenn man tagsüber wach und aktiv war, deshalb sollte man am Tag nicht schlafen, auch nicht am Mittag. Körperliche und geistige Aktivitäten (z.B. Sport und Lesen) verbessern die Schlaffähigkeit.

- Ab 16 Uhr sollten keine aufputschenden Getränke mehr konsumiert werden.

- Abends sollte man keine aufregenden Filme ansehen oder Bücher lesen.

- Eventuell vor dem Schlafengehen ein heißes Bad mit Lavendel nehmen.

- Ein Abendspaziergang zum „Abschalten" vor dem Schlafengehen kann helfen.

- Im Schlafzimmer sollte es nicht zu warm sein, Frischluft ist wichtig.

- Bei Schlaflosigkeit nicht im Bett wälzen, es ist besser aufzustehen und etwas zu tun.

- Keine Uhr am Bett, das ständige Nachschauen, wie lange man schon wach liegt, verschlimmert nur die Schlafstörung.

- Bei Lärm eventuell Ohrstöpsel benutzen.

- Morgens nicht zu spät aufstehen, Morgenschlaf kann Depressionen verstärken und verhindert, dass man wieder einen vernünftigen Schlafrhythmus bekommt.

Sehr hilfreich sind **Entspannungsübungen**, wie zum Beispiel autogenes Training oder auch andere Entspannungs- oder Meditationstechniken. Hier einige sehr einfache aber durchaus effektive Übungen:

- Aus dem autogenen Training stammt folgende Übung: Legen Sie sich auf den Rücken in entspannter Position. Stellen Sie sich vor, dass Sie vollkommen ruhig sind, denken Sie an ruhige Bilder, wie zum Beispiel, dass die Gedanken wie Wolken am Himmel vorüberziehen oder an einen langsam vor sich hin murmelnden Bach. Wenn Sie ruhiger geworden sind, dann beginnen Sie, ihren Körper von den Zehen bis zum Kopf durchzugehen. Wandern Sie bewusst durch ihren Körper, die Zehen, die Fussohle, die Fussgelenke, Waden, Schienbein, Knie usw. Schweifen Sie ab, ist dies völlig normal, gehen Sie dann einfach wieder dorthin zurück, wo sie stehen geblieben waren und setzen Sie den Weg durch den Körper fort.

- Eine andere Möglichkeit ist es, den Tag rückwärts nochmals in Gedanken durchzugehen. Dies erfordert viel Konzentration und ist deshalb sehr ermüdend.

- Wichtig ist es, sich mit angenehmen Gedanken oder Bildern von unangenehmen Grübeleien zu befreien, die meist Schlaf verhindern. Stellen Sie sich Ihren persönlichen geheimen sicheren Ort vor, an dem Sie sich völlig wohl und geborgen fühlen. Dies kann ein Schloss in den Bergen, eine einsame Hütte am Meer oder ihre Trauminsel sein. Füllen Sie dieses Bild in Gedanken ganz konkret bis in Details aus. Wie sieht die Hütte genau aus, was steht auf dem Tisch, aus was sind die Wände, und versenken Sie sich genussvoll in dieses angenehme Bild.

Es geht bei der Behandlung von Schlafstörungen in erster Linie darum, selbst aktiv etwas zu tun.

Medikamente, die meist als Erstes verlangt werden, kommen erst an zweiter Stelle und sollten nur vorübergehend eingenommen werden.

WELCHE MEDIKAMENTE GIBT ES BEI SCHLAFSTÖRUNGEN?

- Pflanzliche Mittel, die häufig Baldrian, Hopfen und Ähnliches enthalten,

- beruhigende Antidepressiva, wie Doxepin oder Amitryptilin,

- sogenannte „niederpotente Neuroleptika" wie Chlorprothixen, Promethazin oder Prothipendyl,

- benzodiazepinähnliche Stoffe wie Zopiclon und Zolpidem,

- in Ausnahmefällen kurzfristig auch Benzodiazepine (sehr hohes Suchtpotential).

Mit all diesen Maßnahmen lässt sich im Regelfall eine Schlafstörung beheben. Sollte dies nicht gelingen, kann in einem Schlaflabor genauer untersucht werden, um welche Art von Schlafstörung es sich handelt, da es auch noch andere Ursachen, wie zum Beispiel das sogenannte „restless - leg -syndrom" oder die „Schlafapnoe" gibt, die dann entsprechend von Schlafspezialisten behandelt werden können.

- Substitutionsmittel
- Umrechnungstabelle
- Zusatztherapie mit Psychopharmaka
- Schlafstörungen
- **Körperliche Begleiterkrankungen**
- Seelische Begleiterkrankungen
- Schmerztherapie
- Zahnsanierung

Heroinkonsum geht meist mit erheblichen gesundheitlichen Gefährdungen einher wie: Überdosierungen, Fehlernährung, Infektionen, Zahnerkrankungen usw. Folgende Erkrankungen finden sich bei Heroinabhängigen oft:

HEPATITIS (= LEBERENTZÜNDUNG)

Die Virushepatitiden sind sicherlich die mit Abstand häufigsten Begleiterkrankungen Heroinabhängiger. Sie werden durch unterschiedliche Viren übertragen und ausgelöst.

Die **Hepatitis A** wird durch Wasser oder Nahrung, das heißt über den Mund übertragen. Sie ist weitgehend harmlos, heilt meist in kurzer Zeit folgenlos aus und hinterlässt lebenslange Immunität.

Die **Hepatitis B** ist weltweit eine der häufigsten Infektionskrankheiten, an der Millionen Menschen sterben. Sie wird durch Sexualkontakte und Blut übertragen, nicht durch Wasser oder Nahrung.
Der Verlauf ist sehr unterschiedlich. Sie kann nach einer kurzen und heftigen Erkrankung mit massiver Gelbsucht folgenlos ausheilen. Sie kann aber auch chronisch werden und dann zu Leberzirrhose und Leberkrebs führen. Manche Infizierte bleiben jahrelang als Virusträger ansteckend. Im schlimmsten Fall kann eine akute Hepatitis-B-Infektion auch zu einem so schweren Verlauf führen (= fulminante Hepatitis), dass der Betroffene innerhalb kürzester Zeit an Leberversagen verstirbt oder eine Lebertransplantation notwendig wird.
Die **Hepatitis C** wird meist chronisch, es gibt selten eine akute Erkrankungsphase wie bei der Hepatitis A oder B, so dass die Betroffenen meist

gar nicht merken, dass sie sich infiziert haben. Sie wird vorwiegend durch Blut übertragen. Sexuelle Übertragungswege sind selten (zwei bis vier Prozent).

In einigen Fällen führt diese Erkrankung nach Jahrzehnten ebenfalls durch Leberzirrhose und Leberkrebs zum Tod.

Grundsätzlich gilt:

Jeder Heroinabhängige sollte seinen aktuellen Infektionsstatus kennen und die entsprechenden Untersuchungen von seinem Arzt auch einfordern, falls er diese nicht von sich aus durchführt. Um festzustellen, ob eine chronische Hepatitis vorliegt und um den Verlauf zu kontrollieren, sollten regelmäßig die Leberwerte bestimmt werden.

Jeder Abhängige sollte sich gegen Hepatitis B impfen lassen. Beim Vorliegen einer Heroinabhängigkeit wird dies von der Krankenkasse bezahlt.

Liegt schon eine Hepatitis C vor, kann und sollte zusätzlich auch eine Impfung gegen Hepatitis A durchgeführt werden, die dann ebenfalls von der Kasse bezahlt wird. Hierfür gibt es einen Kombinationsimpfstoff.

Liegt eine chronische Virushepatitis vor, kann diese prinzipiell behandelt werden. Die aktuell übliche Behandlung mit Interferon und Ribavirin ist sehr aufwendig und sehr anstrengend, da die Nebenwirkungen ausgeprägt sein können.

Die Frage, ob und wann eine Behandlung ansteht, sollte mit einem erfahrenen Arzt oder besser noch mit einem Leberspezialisten besprochen werden.

Abszesse

Abszesse sind durch Bakterien hervorgerufene abgegrenzte Entzündungsherde im Gewebe.

Durch unsauberes Spritzen (= Injektionen) kommt es bei Drogenabhängigen relativ häufig zu Abszessen an den typischen Stellen, an denen die Injektionen vorgenommen werden, das heißt an den Armen, Unterschenkeln, manchmal aber auch am Hals oder in der Leiste, wo sie natürlich wesentlich gefährlicher sein können.

Unkomplizierte Abszesse heilen unter entsprechender Therapie meist problemlos ab, hinterlassen häufig aber unschöne Narben.

Die Abszesse sollten auf alle Fälle ärztlich behandelt werden, manchmal reichen Salbenverbände, zum Teil müssen sie aber auch chirurgisch geöffnet werden, was das Abheilen dann wesentlich beschleunigt. Die offenen Stellen müssen sorgfältig behandelt und es muss dafür gesorgt werden, dass sich nicht wieder eine Abszesshöhle bildet, das heißt, die Wunden müssen offen gehalten werden. Manchmal kann es notwendig sein, zusätzlich ein Antibiotikum zu verordnen oder eine Gliedmaße durch einen Gips ruhig zu stellen.

Abszesse werden durch Bakterien verursacht. Breiten sich diese im Körper aus, kann dies zu schweren Komplikationen führen. Rote Streifen entlang der Lymphbahnen und Lymphknotenschwellungen sind entsprechende Alarmzeichen. Zuletzt können das Herz und vor allem die Herzklappen befallen werden (= „Blutvergiftung").

Sehr problematisch sind Fehlinjektionen in die Arterien („Schlagadern"), sie können den Verlust des Armes oder des Beines zur Folge haben.

EPILEPTISCHE ANFÄLLE

Epileptische Anfälle sind durch elektrische ungebremste Entladungen im Gehirn (wie Blitze bei einem Gewitter) hervorgerufene Anfälle, die sehr unterschiedlich aussehen können. Die typischen „Grand-mal"-Anfälle führen unter anderem zu:

- Bewusstseinsverlust,
- Zungenbiss,
- einnässen,
- Kopfverletzungen durch ungebremstes Fallen,
- Zuckungen und Anspannungen der Körpermuskulatur.

An sich ist ein solcher Anfall, auch wenn er dramatisch aussieht, in der Regel ungefährlich. In ungünstigen Situationen, beim Autofahren, Schwimmen oder beim Fahrradfahren kann ein Anfall jedoch auch tödlich enden. Epileptische Anfälle können sehr unterschiedliche Ursachen haben.

Bei Drogenabhängigen werden sie häufig durch Medikamenteneinnahme oder Alkoholkonsum ausgelöst. Manche Medikamente wie Doxepin (Aponal®) senken die Krampfschwelle, das heißt, es treten schneller und leichter Krämpfe auf. Andere Medikamente, vor allem alle Benzodiazepine und auch Alkohol, führen zu Krämpfen im Entzug. Andere Ursachen können Hirntumore sein, Epilepsie kann auch angeboren sein.

Epileptische Anfälle müssen ernst genommen werden, sollten durch einen erfahrenen Arzt untersucht und behandelt werden.

Falls erforderlich müssen Antiepileptika zuverlässig eingenommen und der Wirkstoffspiegel im Blut in regelmässigen Abständen untersucht werden.

MAGEN- UND ZWÖLFFINGERDARMERKRANKUNGEN

Magenschleimhautentzündungen, Magen- und Zwölffingerdarmgeschwüre treten bei Drogenabhängigen sehr häufig auf.

Unregelmäßige und ungesunde Lebensweise, Rauchen und Alkoholkonsum, der häufige seelische Stress sowie Schmerzmittelkonsum begünstigen diese Erkrankungen. Zum Teil sind zusätzliche bakterielle Infektionen mit Helicobacter pylorum mit im Spiel.

Neben dem Versuch, die genannten Ursachen zu beseitigen, ist oft eine medikamentöse Behandlung angezeigt. Vor allem die antibiotische Behandlung der Helicobacter Infektion beseitigt die Beschwerden nachhaltig.

Für eine genaue Diagnostik kann eine Magenspiegelung sinnvoll sein. Da diese Untersuchung etwas unangenehm ist, wird sie nicht selten abgelehnt. In diesen Fällen, kann auch zunächst „blind" mit magensäurereduzierenden Medikamenten anbehandelt werden.

HAUTERKRANKUNGEN

Unhygienische Lebensweise, Abwehrschwäche, seelischer Stress und vieles mehr hinterlässt häufig auch Spuren auf der Haut.

Ohne Scham sollten Auffälligkeiten an der Haut mit dem Arzt besprochen werden, manches, wie beispielsweise Milbeninfektionen („Krätze), lässt sich ausgesprochen einfach behandeln, unbehandelt wird die gesamte Umgebung angesteckt.

Durch das Aufkratzen von kleinen Wunden oder Insektenstichen mit unsauberen Fingernägeln kommt es teilweise zu großen eitrigen Infektionen, die sich ausbreiten können und dann gelegentlich auch antibiotisch behandelt werden müssen.

HIV/AIDS

Was ist HIV?

HIV ist die Abkürzung für den Virus, der zur Erkrankung AIDS führen kann. Nicht jeder HIV-Infizierte erkrankt auch tatsächlich an AIDS.

Was ist AIDS?

AIDS ist eine durch einen Virus (HIV) übertragene Immunschwäche.

Als Erkrankung vorwiegend homosexueller Männer und Drogenabhängiger ist AIDS immer noch etwas besonderes in unserer Gesellschaft und oft mit Berührungsängsten oder Scham verbunden.

Tatsache ist, dass diese Erkrankung sich durch Aufklärung ("safer-use" und "safer- sex") weit weniger ausgebreitet hat, als befürchtet worden ist. Dies gilt für die reichen Länder wie Europa oder Nordamerika. In Afrika hingegen breitet sich dieses Virus massiv aus.

Tatsache ist, dass ein Teil der Infizierten nie krank werden wird, das heißt einfach mit diesem Virus leben kann, ohne dass sich gesundheitliche Probleme einstellen.

Tatsache ist auch, dass die Medizin gerade bei der Behandlung der AIDS-Erkrankung rasante Fortschritte gemacht hat, so dass man auch als AIDS-Kranker durchaus noch eine recht lange Lebenserwartung und auch gute Lebensqualität haben kann.

Aus diesem Grund sollte jeder Abhängige wissen, ob er infiziert ist oder nicht. Falls er es ist, sollte er sich in die Behandlung eines erfahrenen Arztes begeben.

Die Fortschritte in der Behandlung sind so schnell, dass eigentlich nur Spezialisten wirklich auf dem aktuellen Stand der Wissenschaft sein können.

Die "Aids-Hilfe" bietet in allen Bereichen zuverlässige weitere Informationen und auch Begleitung an.

- Substitutionsmittel
- Umrechnungstabelle
- Zusatztherapie mit Psychopharmaka
- Schlafstörungen
- Körperliche Begleiterkrankungen
- **Seelische Begleiterkrankungen**
- Schmerztherapie
- Zahnsanierung

Drogenabhängige haben neben dem Suchtproblem zum Teil recht gravierende andere psychische oder psychiatrische Probleme. Dies wurde immer wieder durch große wissenschaftliche Studien nachgewiesen. Hierzu gehören:

- Angststörungen,
- soziale Phobien,
- Depressionen,
- Essstörungen wie Magersucht oder Bulimie,
- psychotische Erkrankungen wie zum Beispiel schizophrene Psychosen,
- Persönlichkeitsstörungen, wie zum Beispiel Borderline-Störungen,
- posttraumatische Belastungsstörungen,
- Aufmerksamkeitsdefizit/Hyperaktivitätssyndrome.

So wie die körperlichen Begleiterkrankungen sollten auch psychiatrische Begleiterkrankungen mitbehandelt werden. Häufig kann nur dann auch die Behandlung der Opiatabhängigkeit erfolgreich sein.

Die Erfahrung zeigt jedoch, dass durch den ständigen Einfluss des Suchtmittelkonsums eine psychiatrische Diagnostik teilweise erschwert ist.

Der substituierende Arzt hat die Aufgabe nach erfolgter Diagnostik, betroffene Patienten zu motivieren, notwendige Medikamente (Neuroleptika, Antidepressiva) zuverlässig einzunehmen oder falls sinnvoll, sich in eine psychotherapeutische Behandlung zu begeben.

Bei einigen seelischen Erkrankungen muss sehr sorgfältig geprüft werden, ob Opiatentzüge sinnvoll sind. Bei psychotischen Erkrankungen kann das Risiko einer erneuten Dekompensation im Entzug erhöht sein.

Substitutionsmittel „polstern die Seele etwas ab", „ packen sie in Watte", Emotionen und Gefühle werden nicht so stark wie ohne diese Stoffe erlebt. Dies kann bei manchen Erkrankungen ein durchaus wünschenswerter Effekt sein.

Einige seelische Begleiterkrankungen werden im Folgenden dargestellt.

DEPRESSIONEN

Folgende Symptome treten bei Depressionen unter anderem auf:

- Lust- und Antriebslosigkeit,
- Morgentief, das heißt vor allem morgens ist die Stimmung schlecht,
- manchmal ein Gefühl von Gefühllosigkeit,
- Einschlaf- oder Durchschlafstörungen, gelegentlich auch vermehrtes Schlafbedürfnis,
- Appetitstörungen,
- Selbstmordgedanken.

Relativ oft kommen Depressionen in Familien mehrfach vor, was auf eine erbliche Belastung hinweist.

Um von einer Erkrankung sprechen zu können, müssen die Symptome in ihrer Ausprägung weit stärker sein als eher übliche alltägliche Verstimmungen.

ANGSTSTÖRUNGEN

Auf eine konkrete Situation gerichtete Ängste werden als Phobien bezeichnet, wie beispielsweise Spinnenphobie, Brückenphobie oder Ähnliches. Anfallartig auftretende Ängste mit massiven körperlichen Symptomen wie Blutdruckerhöhung, beschleunigtem Puls, Schwitzen, Atemnot usw. werden als Panikattacken bezeichnet.

Relativ häufig tritt Angst in Menschenansammlungen, zum Beispiel im Kino oder Theater auf (= Agoraphobie).

Angst kann isoliert oder auch im Zusammenhang mit anderen Erkrankungen entstehen, sodass der Arzt genau erfragen muss, was das eigentliche Problem ist.

ESSSTÖRUNGEN

Essstörungen wie Magersucht (Anorexia nervosa) oder Fress-/Brechsucht (Bulimie) treten vorwiegend bei Frauen auf. Die Namen zeigen schon, dass es sich hierbei um nicht stoffgebundene Süchte handelt. Es kann sein, dass eine Essstörung der Drogenabhängigkeit vorausging oder auch, dass diese auftritt, wenn die Drogenabhängigkeit zum Beispiel durch eine Substitution behandelt wird.

Solche Störungen können dramatische Ausmaße annehmen und lebensgefährlich oder stark gesundheitsgefährdend werden.

PSYCHOTISCHE ERKRANKUNGEN

Hierzu gehören vor allem die :

- schizophrenen Psychosen,
- schizoaffektiven Psychosen,
- affektiven Psychosen (zum Beispiel die manisch–depressive Erkrankung).

Es handelt sich dabei um schwere seelische Erkrankungen, die vorübergehend, selten auch dauerhaft, zu einem Verlust des Realitätssinns führen. Folgende Symptome können auftreten:

- Wahn,
- Halluzinationen,
- Denkstörungen,
- ausgeprägte Stimmungsschwankungen wie Depression oder Manie,
- Ich-Störungen.

PERSÖNLICHKEITSSTÖRUNGEN

Hierunter versteht man Erlebens- und Verhaltensmuster, die die Persönlichkeit dauerhaft und seit dem späten Kindesalter prägen. Entweder leidet der Betroffene selbst oder manchmal aber auch nur die Umwelt unter diesen Persönlichkeitszügen.

Man unterscheidet unter anderem folgende Typen:

- paranoide Persönlichkeitsstörungen,
- schizoide Persönlichkeitsstörungen,
- zwanghafte Persönlichkeitsstörungen,
- Borderline-Persönlichkeitsstörung,
- ängstlich/vermeidende Persönlichkeitsstörung,
- abhängige Persönlichkeitsstörung.

Bei der Arbeit mit drogenabhängigen Menschen spielen vor allem die sogenannten Borderline-Persönlichkeitsstörungen eine große Rolle.
Durch schwere seelische Belastungen in der Kindheit und Jugend, wie zum Beispiel Gewalterlebnisse oder sexueller Missbrauch, kommt es zu typischen und oft sehr dramatischen Symptomen.
Hierzu gehören:

- die Schwierigkeit, Gefühle zu steuern, das heißt, Emotionen können sehr schnell und heftig aufflammen und beruhigen sich erst wieder verzögert;
- Beziehungsmuster, die geprägt sind von Idealisierung und Entwertung;
- eine sehr starke Angst vor Abhängigkeit, aber auch vor dem Alleinsein;
- häufige Suicidversuche oder suicidähnliche Handlungen;
- selbstverletzendes Verhalten wie sich ritzen, sich schneiden oder sich verbrennen;
- selbstschädigendes Verhalten auch in anderen Bereichen, wie unkontrolliert Geld ausgeben, Drogenmissbrauch, exzessive Sexualität.

Der Umgang mit „Borderline-Patienten" ist für Helfer sehr anspruchsvoll und setzt eine intensive Auseinandersetzung mit diesem Krankheitsbild voraus, wenn es nicht zu Eskalationen und Frustrationen kommen soll.
Es handelt sich bei diesen Menschen sehr häufig um extrem schillernde und faszinierende Persönlichkeiten mit einer ausgeprägten Leidensgeschichte.

POSTTRAUMATISCHE BELASTUNGSSTÖRUNG

Hierbei handelt es sich um eine relativ neue Diagnose. Schwere seelische Verletzungen oder Extremsituationen wie Gewalt, Folter, Vergewaltigung, Unfallerlebnisse, Kriegserlebnisse führen zu bestimmten langanhaltenden Symptomen wie Angst, immer wieder auftretenden belastenden Bildern, körperlichen Beschwerden usw. In letzter Zeit wurden spezielle Psychotherapiemethoden entwickelt, um diese Beschwerden zu lindern.

AUFMERKSAMKEITSDEFIZIT/HYPERAKTIVITÄTSSYNDROM (= ADS)

Es handelt sich um eine Erkrankung, die vermutlich durch leichte Störungen der Gehirnfunktionen hervorgerufen wird, ähnlich wie bei der Lese- und Rechtschreibschwäche (= Legasthenie).

Dieses Syndrom wurde bisher vorwiegend bei Kindern und Jugendlichen diagnostiziert. Neuere Untersuchungen haben jedoch gezeigt, dass dieses Krankheitsbild nicht selten auch im Erwachsenenalter weiter besteht. Man weiß, dass hier ein erhöhtes Risiko besteht, eine Abhängigkeitserkrankung zu entwickeln.

Es gibt zwei Ausprägungen:

- Zum einen den hyperaktiven Typ, den „Zappelphilipp", der nie ruhig sitzen kann, ständig auf Draht ist und hektisch aufgeregt wirkt, sich extrem schnell ablenken lässt.

- Zum anderen den unaufmerksamen Typ, den „Hans-Guck-in-die-Luft", der seinen Gedanken nachhängt und dabei auch nichts zustande bekommt.

Gibt es Hinweise darauf, dass eine solche Problematik vorliegt, sollte von einem erfahrenen Arzt eine genaue Diagnostik erstellt werden. Auch wenn es letztendlich keine Therapie gibt, die die Probleme völlig beseitigt, gibt es doch Medikamente und psychotherapeutische Methoden, die zum Teil sehr effektiv die Symptome lindern.

Wieso ist eine solche Diagnostik wichtig?
Für die Selbstwahrnehmung ist es nicht unerheblich zu wissen, woher viele Probleme, die man im Leben hat und schon seit der Schulzeit hatte, herrühren. Die Kenntnis darüber eröffnet die Möglichkeit, sich zum Beispiel genauer zu informieren oder auch in Selbsthilfegruppen zusammenzuschließen.

Medikamente und Begleiterkrankungen

Bei regelmäßiger Einnahme von Opiaten kommt es zu einer Gewöhnung. Das führt dazu, dass auch die schmerzstillende Wirkung der Opiate nachlässt und schließlich sogar ganz aufhören kann. So hat ein Methadonsubstituierter bei einer Zahnbehandlung die gleichen Schmerzen wie jeder andere, obwohl er eine große Menge eines stark wirksamen Opioides im Körper hat.

Es kann passieren, dass bei einem substituierten Patienten ein behandlungsbedürftiger Schmerzzustand eintritt, sei es durch Verletzungen, durch Operationen oder andere schwere Erkrankungen wie Krebs.

WAS IST IN EINER SCHMERZTHERAPIE BEI EINEM SUBSTITUIERTEN ZU BEACHTEN?

Um richtig entscheiden zu können, muss der behandelnde Arzt auf alle Fälle ausführlich über die Substitutionsbehandlung informiert werden. Bei Schmerzmitteln unterscheidet man zentral, das heißt im Gehirn selbst, wirksame Mittel (hierzu gehören die Opiate) von peripher, das heißt direkt am Ort der Schmerzentstehung, wirksamen Schmerzmitteln. Bei den ersten wird die Schmerzwahrnehmung im Gehirn, bei den zweiten die Weiterleitung der Schmerzimpulse über die Nerven verändert. Peripher wirksame Mittel sind auch bei Subsituierten auf alle Fälle wirksam. Hierzu gehören beispielweise Paracetamol, Acetylsalicylsäure (Aspirin®), Diclofenac (Voltaren®), Metamizol (Novalgin®) oder Ibuprofen. Sie wirken jedoch deutlich schwächer als Opiate oder opiatähnliche Schmerzmittel.

Lokalanästhetika , die beispielsweise von Zahnärzten eingesetzt werden, wirken ebenfalls am Ort der Injektion und sind damit auch bei Substituierten uneingeschränkt wirksam.

Zusätzlich kann die schmerzstillende Wirkung durch ganz andere Medikamente wie Antidepressiva (Amitryptilin, Imipramin) oder Carbamazepin verstärkt werden.

Liegen sehr starke Schmerzen vor, müssen unter Umständen andere Opiate hinzugegeben werden. Hierfür eignen sich vor allem kurz wirkende wie beispielsweise Morphine.

Es sind allerdings nicht alle Opiate dafür geeignet. Da einige partiell antagonistisch wirken (= wie ein Opiatgegenmittel), können sie sogar zu massiven Entzugsymptomen bei Substituierten führen. Hierzu gehören das schon oft erwähnte Buprenorphin (Temgesic® oder Subutex®), Pentacocin (Fortral®) und Tilidin (als Valoron N®). Auch die zusätzliche Einnahme von Codein und Tramadol (Tramal®) ist nicht sinnvoll.

Für Narkosen gibt es genügend Möglichkeiten einer ausreichenden Schmerzstillung.

> **Bei ausgeprägten Schmerzzuständen empfiehlt es sich, einen speziell ausgebildeten Schmerztherapeuten aufzusuchen, da es noch einige andere, zum Teil auch operative Möglichkeiten der Schmerzbekämpfung gibt.**

Ein ganz anderer Punkt ist die Schmerzbekämpfung bei ehemals opiatabhängigen Menschen.

Ähnlich wie bei Alkoholikern besteht die Möglichkeit, durch eine Opiatgabe einen Kontrollverlust und Rückfall in die Abhängigkeit auszulösen. Hier muss im Einzelfall individuell entschieden werden, welche Therapieform verantwortlich eingesetzt werden kann.

- Substitutionsmittel
- Umrechnungstabelle
- Zusatztherapie mit Psychopharmaka
- Schlafstörungen
- Körperliche Begleiterkrankungen
- Seelische Begleiterkrankungen
- Schmerztherapie
- **Zahnsanierung**

Während der Drogenkonsumzeit leiden bei vielen Abhängigen die Zähne erheblich. Es finden keine Zahnbehandlungen statt, die Ernährung und die Zahnhygiene sind schlecht.

Die sich zum Teil in katastrophalem Zustand befindlichen Zähne sind potentielle Infektionsherde und stellen ein oft nicht unerhebliches Gesundheitsrisiko dar.

Schlechte Zähne erschweren das Kauen.

Daneben beeinflusst ein schlechter Zahnstatus durch sein Aussehen in nicht unerheblichem Maße das Selbstbewusstsein negativ. Auch die sozialen Chancen bei der Wohnungs- oder Arbeitssuche oder beim Aufbau neuer Beziehungen können sich dadurch wesentlich verschlechtern.

Aus diesem Grund sollte während der Substitutionsbehandlung zur Sanierung der Zähne motiviert werden. Da viele Abhängige extrem Angst vor dieser Behandlung haben, muss intensive Unterstützung mit viel Geduld angeboten werden. Das Angebot, die Zahnsanierung stationär und unter Narkose durchzuführen, kann die Hemmschwelle etwas senken.

- **Schuldenregulierung**
- Beruf und Arbeit
- Urlaub
- Führerschein
- Rückfallprophylaxe
- Psychotherapie/Familientherapie
- Selbsthilfegruppen

Drogenabhängige sind in der Regel hoch verschuldet, weniger durch laufende Kredite als vielmehr durch offenstehende Rechnungen, unbeglichene Strafgelder oder überzogene Konten. Solange ein Verschuldeter seine offenen Rechnungen zurückzahlen kann, wird er keine Schwierigkeiten bekommen. Verschuldung wird erst dann zum Problem, wenn das Einkommen nicht ausreicht, um überfällige Zahlungen zu begleichen. In diesem Fall spricht man von *Überschuldung*. Die Folgen einer Überschuldung können sich durch den Besuch eines Gerichtsvollziehers, durch Lohnpfändung oder durch die Ankündigung eines Haftbefehls bemerkbar machen.

Gerade wenn sich durch die Substitutionsbehandlung die psychische und soziale Gesamtsituation wieder beruhigt hat (fester Wohnsitz, Anmeldung beim Einwohnermeldeamt), wird den Betroffenen das Ausmaß ihrer Verschuldung durch die Forderungen der Gläubiger bewusst gemacht.

Spätestens jetzt sollte eine Schuldnerberatungsstelle aufgesucht werden. Seriöse Schuldnerberatung wird von den Kommunen, Landkreisen oder den Trägern der Freien Wohlfahrtspflege (Arbeiterwohlfahrt, Caritas, Diakonisches Werk, Deutscher Paritätischer Wohlfahrtsverband, Deutsches Rotes Kreuz) angeboten. Auch an manche Drogenberatungsstellen sind Schuldnerberatungsstellen angegliedert.

Die Beratung ist kostenlos, sie erfordert viel Zeit, eine wohlüberlegte Planung und eine vertrauensvolle Arbeitsbeziehung zwischen Berater und Verschuldetem.

WAS KANN EIN SCHULDNERBERATER LEISTEN?

- Er kann helfen, einen Überblick über die finanzielle Situation zu verschaffen: Welches Einkommen steht zur Verfügung? Welche finanzielle Belastungen bestehen?

- Er kann mit dem Betroffenen ein „Schuldenmanagement" aufbauen: Welche Schulden bestehen wo? Wie kommt man an fehlende Unterlagen? Was ist bei Inkassobüros zu beachten? Was ist zu tun beim Erhalt von Mahnungen?

- Er berät, wie in Zukunft weitere Schulden vermieden werden können: Wie kann bei den Ausgaben gespart werden? Liegen Doppelversicherungen vor? Welche Versicherungsverträge sind notwendig, welche könnten gekündigt werden? Wie kann das Einkommen verbessert werden?

- Er unterstützt bei der Schuldentilgung, soweit dies die Umstände ermöglichen: Sind außergerichtliche Einigungen möglich? Kann ein Insolvenzverfahren eingeleitet werden?

- Schuldenregulierung
- **Beruf und Arbeit**
- Urlaub
- Führerschein
- Rückfallprophylaxe
- Psychotherapie/Familientherapie
- Selbsthilfegruppen

Bei optimaler Dosiseinstellung beeinträchtigen die Substitutionsmittel die Leistungsfähigkeit nicht. Das heißt, es liegen keine Einschränkungen der Arbeitsfähigkeit vor. Der Erhalt des Arbeitsplatzes oder die berufliche Wiedereingliederung werden möglich.

WANN BESTEHEN DENNOCH LEISTUNGSEINSCHRÄNKUNGEN?

- In der Neueinstellungsphase bis zur optimalen Dosiseinstellung;
- bei zu niedriger Dosierung und dadurch bedingten Entzugserscheinungen;
- während der Umstellung von Methadon auf Subutex®, da es vorübergehend zu Entzugssymptomen kommen kann;
- bei zu hoher Dosierung und dadurch bedingten Nebenwirkungen wie Benommenheit und Schläfrigkeit;
- durch den Beikonsum von anderen psychotropen Substanzen, insbesondere Benzodiazepinen und Alkohol;
- bei zusätzlichen psychischen Störungen oder psychiatrischen Erkrankungen;
- bei zusätzlichen körperlichen Begleiterkrankungen;
- bei langjähriger Arbeitsentwöhnung.

WELCHE BEDEUTUNG HAT
EINE BERUFLICHE WIEDEREINGLIEDERUNG?

■ Arbeit strukturiert den Tag,

■ Arbeit macht unabhängig von öffentlichen Geldern und führt zu mehr Selbständigkeit,

■ sie verbessert das Selbstvertrauen durch Bestätigung und gesellschaftliche Aufwertung,

■ sie ermöglicht mehr Möglichkeiten für zwischenmenschliche Kontakte,

■ sie eröffnet Entwicklungsmöglichkeiten zum Beispiel durch Fort- und Weiterbildungen.

WELCHE BERUFS- UND ARBEITSFÖRDERNDEN
MASSNAHMEN GIBT ES?

Für Bezieher von Hilfe zum Lebensunterhalt
(„Sozialhilfeempfänger")

❖ Kommunale Tagelöhnerprojekte als niedrigschwellige Angebote für Menschen, die mit einer geregelten Arbeitszeit überfordert sind;

❖ gemeinnützige, sozialversicherungspflichtige Arbeiten mit einjähriger Dauer zur Erlangung von Ansprüchen gegenüber dem Arbeitsamt;

❖ gemeinnützige Arbeiten mit geringem Stundenentgelt (= „Mehraufwandsentschädigungen") für bis zu vier Stunden täglich;

❖ beim Antritt einer neuen Arbeitsstelle können die Lohnkosten durch das Sozialamt für ein Jahr übernommen werden, wenn der Arbeitnehmer vom Betrieb nach Ablauf der Jahresfrist festangestellt wird (§ 19 BSHG, Abs. 1);

❖ Erwerb von Schlüsselqualifikationen durch die Teilnahme an kommunalen Angeboten für benachteiligte Gruppen (z.B. Gabelstaplerschein, PC-Kurs, Erste Hilfe Kurs).

Für Bezieher von Arbeitslosengeld oder Arbeitslosenhilfe

- Umschulungsmaßnahmen: Sollte die Substitutionsbehandlung beim Arbeitsamt dokumentiert sein, wird eine Teilnahme an Umschulungsmaßnahmen nicht genehmigt. Voraussetzung ist der Nachweis einer dauerhaften und mindestens einjährigen Abstinenz von Drogen, Alkohol und Medikamenten.
  Wir kennen jedoch substituierte Menschen, die aufgrund ihres unauffälligen Erscheinungsbildes und da die Substitution dem Arbeitsamt nicht bekannt war, eine Umschulung bewilligt bekamen und mit Erfolg zu Ende führten.

- Arbeitsbeschaffungsmaßnahmen für Langzeitarbeitslose, die in den letzten zwölf Monaten insgesamt länger als sechs Monate arbeitslos waren.

- Trainingsmaßnahmen des Arbeitsamtes.

Wie reagiert das Arbeitsamt bei Kenntnis der Substitutionsbehandlung?

In diesem Fall wird der ärztliche Dienst des Arbeitsamtes die Leistungsfähigkeit des Arbeitssuchenden überprüfen. Es gibt keine Pauschalbeurteilungen, sondern immer Einzelfallentscheidungen. Leitlinien zur Begutachtung von substituierten, arbeitslosen Menschen dienen hier als Orientierung und nicht als Anweisung. Bisher legt jedes Arbeitsamt eigene Leitlinien zur Begutachtung fest, es wird aber noch dieses Jahr (2002) ein Leitfaden zur Begutachtung von substituierten Menschen von der Bundesanstalt für Arbeit veröffentlicht werden.

WAS IST DER UNTERSCHIED ZWISCHEN EINEM ARBEITSVERMITTLER UND ARBEITSBERATER?

Der Arbeitsvermittler unterstützt den Arbeitssuchenden bei der Suche nach einem Arbeitsplatz.
Der Arbeitsberater dagegen gibt Tipps und Informationen über die Arbeitsmarktlage und die Entwicklung von Berufen sowie über die Möglichkeiten der beruflichen Bildung und Förderung. Er versucht die Vorstellungen des Ratsuchenden mit der Situation auf dem Arbeits- und Ausbildungsmarkt in Einklang zu bringen.

Für Mütter

Als Berufsrückkehrer (§20 SGB III) haben Mütter einen Rechtsanspruch auf Eingliederungszuschuss (§§217 ff. SGB III), wenn zu ihrer Eingliederung eine besondere Einarbeitung erforderlich ist.

Ihr Arbeitgeber erhält danach für die Dauer der Einarbeitung (mindestens sechs Monate) einen Zuschuss von 30% Ihres Arbeitsentgelts und den Arbeitgeberanteilen zur gesetzlichen Sozialversicherung.

Die Abteilung „Frau und Beruf" des Arbeitsamtes kann bei der Stellensuche behilflich sein.

FÜHRUNGSZEUGNIS

Falls der Arbeitgeber die Vorlage eines Führungszeugnisses verlangt, sollte darauf geachtet werden, dass nicht versehentlich ein Auszug aus dem Bundeszentralregister vorgelegt wird, da dieser wesentlich umfassender ist.

Ein Auszug aus dem Bundeszentralregister enthält unter anderem:	Im Führungszeugnis sind nicht enthalten:
Alle Verurteilungen, auch die nach dem Jugendgerichtsgesetz	Verwarnungen
Bewährungszeiten und sämtliche gerichtliche Auflagen	Bewährungszeiten nach dem Jugendgerichtsgesetz
Vermerke über die Schuldunfähigkeit	Verurteilungen nach dem Jugendgerichtsgesetz von nicht mehr als zwei Jahren
Gesamtstrafen	Nach dem § 35 des BtMG zurückgestellte Strafen, wenn diese nicht widerrufen worden sind
Die Sperre für Fahrerlaubnis	Verurteilungen, wenn sie Geldstrafen unter 90 Tagessätze beinhalten
Entscheidungen von Verwaltungsbehörden	Freiheitsstrafen unter zwei Jahren, wenn diese nach § 35 oder § 36 des BtMG zurückgestellt oder zur Bewährung ausgesetzt ist

Ein Auszug aus dem Bundeszentralregister enthält unter anderem:	Im Führungszeugnis sind nicht enthalten:
Vollstreckungen einer Strafe, auch Zurückstellungen nach § 35 des Betäubungsmittelgesetzes (BtMG)	
Freiheitsstrafen unter zwei Jahren, die mit dem BtMG zu tun haben	

Führungszeugnisse für Behörden unterliegen wiederum einer anderen Regelung. Sie werden zum einen nicht dem Antragsteller, sondern den Behörden direkt zugesandt und zum anderen enthalten sie darüber hinaus noch Eintragungen, die für die Behörde relevant sein könnten, wie beispielsweise gerichtliche Entscheidungen von Verwaltungsbehörden.

Welche besonderen Möglichkeiten bestehen bei der beruflichen und schulischen Wiedereingliederung für Menschen bis zu 25 Jahren?

Die Bundesregierung hat unter dem Namen JUMP (Jugend mit Perspektive) spezielle Sofortprogramme für junge, arbeitslose Menschen eingerichtet. Diese können auch von Substituierten genutzt werden.
JUMP bietet:

- die Möglichkeit durch Nachholkurse den Hauptschulabschluss nachzuholen,

- einen Ausbildungsabschluss in Form berufsbegleitender Hilfen nachzuholen,

- Berufsfindungs- und Arbeitserprobungsmaßnahmen,

- Informations-, Motivations- und Förderlehrgänge,

- ausbildungsbegleitende Hilfen,

- Vermittlung in eine Arbeitsbeschaffungsmaßnahme (ABM), wenn der Jugendliche zuvor über drei Monate arbeitslos gemeldet war. Die ABM muss in diesem Fall mit einer berufsvorbereitenden Maßnahme („Arbeiten und Lernen") verbunden sein.

- Aneignung einer Zusatzqualifikation durch entsprechende Trainingsmaßnahmen, wenn trotz Ausbildung keine Arbeit gefunden wird.

- Lohnkostenzuschuss für den Arbeitgeber bei Neueinstellungen, wenn der Jugendliche zuvor drei Monate arbeitslos gemeldet war. Im ersten Jahr ist ein Zuschuss bis zu 60 Prozent möglich, im zweiten Jahr bis 40 Prozent.

- Schuldenregulierung
- Beruf und Arbeit
- **Urlaub**
- Führerschein
- Rückfallprophylaxe
- Psychotherapie/Familientherapie
- Selbsthilfegruppen

Der Wunsch, Urlaub zu machen, ist ein Zeichen für eine zunehmende Normalisierung des Lebens mit wachsender Lebensqualität und Lebensfreude. Aus diesem Grund sollten Urlaubswünsche von Seiten der substituierenden Arztpraxis unterstützt werden.

Innerhalb Deutschlands ist Urlaub durch die Sieben-Tage-take-home-Regelung und Abgabemöglichkeiten über Apotheken oder Arztpraxen am Urlaubsort problemlos zu organisieren.

KÖNNEN SUBSTITUIERTE AUCH AUSLANDSREISEN MACHEN?

Auslandsaufenthalte mit Methadon und Subutex® sind grundsätzlich möglich. Entweder kann die Substitution durch einen Arzt am Aufenthaltsort fortgesetzt werden oder das Medikament wird mitgenommen.

Welche gesetzlichen Bestimmungen liegen hierzu vor?

- Die Ausfuhr von Substitutionsmitteln ist auf insgesamt 30 Tage im Jahr begrenzt.
- Auslandsverschreibungen müssen der zuständigen Landesbehörde gemeldet werden.
- Für die Einreise in Unterzeichnerstaaten des Schengener Abkommens ist ein entsprechendes Formular ausgefüllt mitzuführen (Bescheinigung für das Mitführen von Betäubungsmitteln im Rahmen einer ärztlichen Behandlung – Artikel 75 des Schengener Durchführungsabkommens).
  Unterzeichnerstaaten sind neben Deutschland Dänemark, Belgien, Finnland, Frankreich, Griechenland, Italien, Luxemburg, Niederlande,

Norwegen, Österreich, Portugal, Schweden und Spanien. Für alle anderen Staaten genügt eine formlose Bescheinigung.

- Die Voraussetzungen für „Take-home" müssen gegeben sein.

WAS GEHÖRT ZU EINER GUTEN REISEVORBEREITUNG?

■ Der Arzt muss frühzeitig informiert werden.

■ Die Weiterbehandlungsmöglichkeiten im Urlaubsland, beziehungsweise die Einfuhrbestimmungen sollten bekannt sein. Aktuelle Informationen sind auf folgenden Web Seiten erhältlich:
www.indro-online.de/laender.htm
www.indro-online.de/bupreise.htm.

■ Spätestens vier Wochen vor Reisebeginn sollte Kontakt zu ausländischen Behörden, wie Botschaft, Konsulat, Ministerien, aufgenommen werden.

■ Um telefonischen Kontakt mit ausländischen Behörden herstellen zu können, müssen die verschiedenen Zeitzonen mit berücksichtigt werden.

■ Da es zu Komplikationen mit Genehmigungsverfahren kommen kann, ist der Abschluss einer Reiserücktrittsversicherung empfehlenswert.

■ Für bestimmte Länder sind Schutzimpfungen erforderlich. Es ist sinnvoll, den persönlichen Impfstatus (steht alles im Impfpass) zu überprüfen und sich über Reiseschutzimpfungen zu informieren.

■ Bei der Krankenkasse sollte nach Auslandskrankenscheinen gefragt werden. Im Krankheitsfall können so die Kosten für eine ärztliche Behandlung direkt über die Krankenkasse abgewickelt werden.

■ Die ärztliche Bescheinigung sollte die Dosierung genau angeben, das heißt, die Milligrammanzahl und die genaue Bezeichnung der Substanz sind erforderlich. Es muss angegeben werden, ob es sich um l- oder d/l-Methadon handelt. Diese Angaben sind international und schützen vor falscher Dosierung. Beispielsweise wäre die Angabe 10 ml Methadon völlig ungenügend.

Weitere wichtige Informationen über Urlaubsregularien weltweit sind zu erfragen bei: Ralf Gerlach INDRO e.V., Bremer Platz 18-20, D-48155 Münster, Tel.: +49 251-60 123 oder FAX +49 251 2345 77 oder unter der e-mail Adresse: Indro muenster.net.

> • Schuldenregulierung
> • Beruf und Arbeit
> • Urlaub
> • **Führerschein**
> • Rückfallprophylaxe
> • Psychotherapie/Familientherapie
> • Selbsthilfegruppen

Aus folgenden Gründen kann es für Substituierte sehr wichtig sein, eine Fahrerlaubnis zu besitzen:

- Die Fahrerlaubnis wird für den Weg zur Arbeit oder während der Arbeit zum Beispiel bei Berufskraftfahrern gebraucht.

- Insbesondere in ländlichen Gebieten – wo es noch weniger Ärzte mit suchtmedizinischer Ausbildung gibt und Beratungsstellen weit entfernt sind – ist Mobilität die Voraussetzung, um sich überhaupt substituieren lassen zu können.

- Für manche stellt der Führerschein Normalität dar und verbessert das Selbstbewusstsein.

- Mobilität erleichtert das Leben in vielen Punkten (beim Einkaufen, bei Besuchen, Transporten usw.).

Auf der anderen Seite muss die Verkehrssicherheit gewährleistet sein.
Um die Verkehrstauglichkeit zu beurteilen, gibt es Leitlinien des Bundesministeriums für Verkehr. Diese sind keine Gesetze, sondern Orientierungshilfen für die Gutachter.
Es gibt keine Pauschalbeurteilung der Fahrtüchtigkeit. Diese muss im Einzelfall genau überprüft werden.
Zur Zeit gelten bei Substituierten folgende Kriterien zur Feststellung der Fahreignung:

❖ Es muss eine *qualifizierte Substitutionsbehandlung nachgewiesen werden.*

❖ Die *Dosierung* des Substitutionsmittels muss konstant sein.

❖ Es darf *kein Beikonsum* von anderen legalen oder illegalen psychotropen Substanzen bestehen. Dies muss für ein Jahr nachgewiesen werden. Auch Cannabiskonsum spielt hierbei eine erhebliche Rolle, ebenso die missbräuchliche Verwendung von Benzodiazepinen.

❖ Es sollte eine regelmäßige und zuverlässige *psychosoziale Begleitung* stattfinden.

❖ Es dürfen *keine Leistungsauffälligkeiten* vorhanden sein.

❖ Es darf *keine psychotische Erkrankung* vorliegen. Eine psychotische Erkrankung im akuten Stadium schließt unabhängig von der Substitutionsbehandlung eine Fahreignung aus.

Folgende Fragen müssen bejaht werden können:

(1) Ist eine dauerhafte, tragfähige Distanz zum Drogenkonsum zu erkennen?

(2) Besteht sowohl eine äußere, wie auch eine innere Distanz zum Drogengebrauch? Es muss eine eindeutige Krankheitseinsicht gegeben sein, der Drogenkonsum darf nicht bagatellisiert werden im Sinne von: „Meine Güte ein Pfeifchen, ein Gläschen, eine kleine Pille ...". Es muss Einsicht bezüglich der Rückfallgefahr bestehen.

(3) Hat der Betroffene einen positiven Bezug zur Substitutionsbehandlung und nimmt er diese ernst?

(4) Ist er berufstätig?

(5) Ist der Kontakt zur Drogenszene gänzlich abgebrochen?

(6) Besteht eine distanzierte Einstellung zu alten Delikten?

(7) Ist eine positive Einstellung zur Verkehrssicherheit gegeben?

> **Für Patienten:**
> Wer noch im Besitz seiner Fahrerlaubnis ist, sollte sich die oben genannten Fragen zu Herzen nehmen, sich überprüfen und wenn es nötig ist, das Auto oder den Motorroller stehen lassen.

> **Für Ärzte:**
> Der substituierende Arzt hat die Pflicht, den Patienten auf die Beeinträchtigung seiner Fahrtauglichkeit – insbesondere in der Phase der Dosiseinstellung – hinzuweisen. Bei aktuellem Beikonsum muss der Arzt mit allen Mitteln versuchen, den Patienten am Fahren zu hindern.

Letztendlich bleibt der Fahrer eines Fahrzeuges eigenverantwortlich. Kommt es zu einer fahrlässigen Tötung unter Methadon im Straßenverkehr, ist der Arzt nicht zu belangen, wenn er seiner Informationspflicht nachweislich (Informationshinweis unterschreiben lassen) nachgegangen ist.

Die Wiedererlangung eines Führerscheins ist mit erheblichen Kosten für die medizinisch-psychologische Untersuchung (MPU) und für die Drogenscreenings (Nachweis von Betäubungsmitteln im Urin oder Haaranalyse) verbunden, daher sollte das Für und Wider einer Neubeantragung eines Führerscheins gut abgewogen werden.

Alltagsperspektiven

- Schuldenregulierung
- Beruf und Arbeit
- Urlaub
- Führerschein
- **Rückfallprophylaxe**
- Psychotherapie/Familientherapie
- Selbsthilfegruppen

Auch wenn es gelungen ist, einen Opiatentzug erfolgreich durchzustehen, ist das Thema Abhängigkeit damit nicht ausgestanden. Vielmehr besteht auch bei stabiler Lebenssituation und großer Abstinenzmotivation für eine lange Zeit, vielleicht sogar für Jahrzehnte, eine Rückfallsgefahr.

Um diese Gefahr zu reduzieren, gibt es die Möglichkeit, einen sogenannten Opiatantagonisten einzunehmen.

Hierbei handelt es sich um den Stoff Naltrexon mit dem Handelsnamen Nemexin®. Naltrexon dockt genau wie Opiate an den Opiatrezeptoren an, hat dort aber keinerlei Wirkung.

Es besetzt quasi diese Rezeptoren und verhindert damit, dass andere Opiate wie Heroin, Methadon oder Codein noch an diesen Rezeptoren wirken. Das heißt, im Falle eines Rückfalles spürt der Abhängige, der Naltrexon einnimmt, keinerlei Wirkung.

Hierdurch wird zum einen die Wahrscheinlichkeit von Rückfällen reduziert, zum anderen hat ein Rückfall keinen positiven Verstärkereffekt, da die erwünschte Opiatwirkung ausbleibt.

Naltrexon ist nebenwirkungsarm, macht nicht abhängig und kann problemlos jederzeit wieder abgesetzt werden. Das Medikament ist sehr teuer, die Kosten werden aber von der Krankenkasse übernommen.

Durch die lange Wirkungszeit genügt es, Naltrexon nur drei Mal wöchentlich einzunehmen: Montags und mittwochs je zwei Tabletten, freitags drei Tabletten. Vor der ersten Einnahme muss der Körper für eine ausreichend lange Zeit opiatfrei gewesen sein. Dies ist mit mindestens einem Urintest zu dokumentieren.

Als zusätzliche Sicherheit sollte dann entweder Naloxon, ein anderer Opiatantagonist, langsam intravenös gegeben werden oder probeweise eine halbe Tablette Nemexin®. Kommt es zu keiner Entzugsreaktion, kann die volle Dosis verabreicht werden.

Das Medikament kann für wenige Wochen oder auch für mehrere Monate eingenommen werden. Es erhöht die Chance clean zu bleiben.

Es ist sehr wichtig zu wissen, dass unter Naltrexon der Körper komplett opiatfrei ist. Es besteht keinerlei Gewöhnung mehr gegenüber Opiaten und bei Rückfällen ist das Risiko einer tödlichen Überdosis entsprechend hoch. Für diese Therapie kommen nur sehr kooperative und stabile Abhängige in Frage.

- Schuldenregulierung
- Beruf und Arbeit
- Urlaub
- Führerschein
- Rückfallprophylaxe
- **Psychotherapie/Familientherapie**
- Selbsthilfegruppen

Ein Teil der Opiatabhängigen leidet zusätzlich unter weiteren psychischen Störungen. In manchen Fällen sind diese Störungen Mitursachen für die Suchterkrankung. In anderen Fällen sind sie die Folge der Suchtgeschichte. Auch für Substituierte besteht die Möglichkeit, eine ambulante Psychotherapie in Anspruch zu nehmen.
Voraussetzungen hierfür sind:

(1) Es darf kein Beikonsum anderer Substanzen mehr vorliegen.

(2) Es muss eine klare Zielsetzung für die Therapie formuliert werden, beispielsweise die Bearbeitung einer Angstproblematik oder einer biographischen traumatischen Erfahrungen, wie sexueller Missbrauch oder Gewalterlebnisse.

(3) Es muss die Fähigkeit vorliegen, zuverlässig Termine einhalten zu können.

(4) Der Patient muss in der Lage sein, sich inhaltlich und auf der Beziehungsebene auf einen psychotherapeutischen Prozess einzulassen.

Jedem Patienten stehen fünf Probesitzungen bei einem Therapeuten zur Verfügung. Danach muss dieser bei der Krankenkasse die Kostenübernahme für die Psychotherapie beantragen. Die bewilligten Therapiestunden schwanken zwischen 25 und über 100 Stunden. Von den Krankenkassen werden im Wesentlichen zwei Therapieverfahren bezahlt:

1. Tiefenpsychologisch fundierte Psychotherapie

Sie hat die Bearbeitung von Konflikten, problematischen Beziehungsstrukturen aktuell und in der Herkunftsfamilie als Schwerpunkte. Es wird mit Träumen, Phantasien, Assoziationen und der Beziehung zum Therapeuten gearbeitet. Der Therapierahmen ist offen gehalten und wenig strukturiert.

2. Verhaltenstherapie

Verhaltenstherapie dagegen orientiert sich an Lernmodellen. Sie arbeitet problembezogen und strukturierter, mehr am Hier und Jetzt orientiert. Gezielt werden Symptome wie Ängste, Zwänge oder Selbstunsicherheit bearbeitet.

Neben diesen beiden Methoden gibt es natürlich noch viele weitere Therapieverfahren, wie Gesprächstherapie nach Rogers, Gestalttherapie, Körpertherapien usw.
Im Suchtbereich ist die Systemische Familientherapie relativ weit verbreitet. Diese wird von den Krankenkassen zwar als Verfahren noch nicht anerkannt, es gibt jedoch Therapeuten anderer Richtungen, die in ihre Arbeit systemische Aspekte einfließen lassen. Diese Methode versucht, die Wechselwirkung mit der Umgebung, beispielsweise der Familie, in den Vordergrund zu stellen, die Stärken des Bezugssystems (= Ressourcen) herauszuarbeiten und gemeinsam mit Mitgliedern dieses Systems nach geeigneteren Lösungen für die aktuelle Lebenssituation zu suchen. Es kann schwierig sein, sich unter dem vielfältigen Therapieangebot das geeignete herauszusuchen.
Hierbei kann der behandelnde Arzt, der Drogenberater, die Krankenkasse oder die Kassenärztliche Vereinigung beratend unterstützen.

- Schuldenregulierung
- Beruf und Arbeit
- Urlaub
- Führerschein
- Rückfallprophylaxe
- Psychotherapie/Familientherapie
- **Selbsthilfegruppen**

Die Suchtselbsthilfe ist ein wichtiger Baustein in der Drogenhilfe. Professionelle sollten den Kontakt zu den unterschiedlichen Selbsthilfegruppen pflegen und Betroffenen oder Angehörigen die Teilnahme empfehlen.

Welche Selbsthilfegruppen gibt es?

- Gruppen ausschließlich für Suchtkranke: ehemalige Konsumenten, Substituierte oder Drogengebraucher;
- Gruppen für Angehörige: Eltern oder Kinder von Suchtkranken;
- gemischte Gruppen für Betroffene und deren Angehörige.

Es gibt anonym arbeitende Gruppen, bei anderen hingegen sind die Namen der Teilnehmer bekannt.

Was bieten Selbsthilfegruppen?

- Hilfe zur Selbsthilfe,
- Erfahrungsaustausch,
- Hilfe zur Überwindung von Problemen in der Familie und im Alltag,
- gemeinsame Freizeitgestaltung,
- die Möglichkeit, sich drogenpolitisch zu engagieren. Viele Gruppen haben sich hierfür auf Landes- oder Bundesebene zusammengeschlossen.

Anschriften sind in größeren Städten beim Sozial- und Jugendamt zu erfragen oder auch in den Gelben Seiten zu finden. Anschriften der Bundesverbände finden Sie im Anhang.

Gibt es noch kein geeignetes Angebot, sollte die Gründung einer Gruppe in Erwägung gezogen werden.

Partnerschaft und Familie

- **Sexualität**
- Verhütung
- Schwangerschaft
- Stillzeit
- Eltern
- Alleinerziehende Mütter und Väter
- Angehörige

Nicht erst seit Sigmund Freud ist Sexualität ein wichtiges Thema im Leben eines jeden Menschen und ein wichtiger Faktor für Wohlbefinden und hohe Lebensqualität.

Trotz dieser Bedeutung wird dieses Thema in der Substitutionsbehandlung viel zu selten angesprochen und scheint nach wie vor tabuisiert zu sein.

Durch Opiate oder auch andere Drogen wie Ecstasy, Kokain oder Cannabis wird die Sexualität beeinflusst.

Es ist bekannt, dass unter Methadonsubstitution der Testosteronspiegel (= männliches Geschlechtshormon) bei Männern häufig sinkt. Dies hat unter anderem zur Folge, dass viele substituierte Männer keine sexuelle Lust mehr verspüren oder auch Potenzprobleme haben.

Auch viele Frauen klagen über den Mangel an sexuellen Bedürfnissen.

Erschwerend dazu kommt das Thema Ansteckung. Viele Drogenabhängige sind mit Hepatitis C infiziert. Auch wenn diese Erkrankung nur selten sexuell übertragen wird, stellt sie doch nicht selten ein belastendes Thema in Beziehungen dar.

Bei Frauen können darüber hinaus auch noch sexuelle Gewalterfahrungen in ihrem bisherigen Leben die Sexualität belasten. Nicht selten wurden drogenabhängige Frauen schon als Kind sexuell missbraucht oder sie haben später im Rahmen von Prostitution oder problematischen Partnerschaften sexuelle Gewalt erlebt.

Auf alle Fälle empfehlen wir: Über dieses Thema sollte offen gesprochen werden, eine Vertrauensperson sollte gesucht werden.

Therapeutische Möglichkeiten sind zum Beispiel:

- Bei Männern kann versucht werden, einen Testosteronmangel durch Testosteronspritzen zu behandeln.
- Konflikte und traumatische Erfahrungen können psychotherapeutisch bearbeitet werden.
- Eine Umstellung von Methadon auf Subutex® kann das Lustempfinden deutlich verbessern.
- Auch Dosisreduktionen oder Entzugsversuche können sich positiv auf die Sexualität auswirken.

- Sexualität
- **Verhütung**
- Schwangerschaft
- Stillzeit
- Eltern
- Alleinerziehende Mütter und Väter
- Angehörige

Durch die Zunahme von Substitutionsbehandlungen, die zu einer Normalisierung des Lebens und zu einer Verbesserung der Gesundheit vieler Frauen führen, nimmt die Zahl drogenabhängiger Frauen, die schwanger werden, zu.

Substituierte Frauen sind in der Regel empfängnisfähig, auch wenn die Periode unregelmäßig ist oder völlig ausbleibt.

Viele haben seit längerem keine gynäkologischen Untersuchungen mehr durchführen lassen. Sie sind es gewohnt, keine Verhütungsmaßnahmen zu ergreifen, da sie während des Heroinkonsums davon ausgingen, unfruchtbar zu sein.
Grundsätzlich sollten alle Frauen zwischen 14 und 50 Jahren vom Arzt und Drogenberater aktiv zum Thema Verhütung beraten und informiert werden.
Substituierte Frauen sollten wissen, dass es in der Regel nicht gelingt, während der Schwangerschaft die Substitution zu beenden. Dies bedeutet, dass das Kind nach der Geburt an einem mehr oder weniger ausgeprägten Opiatentzugssyndrom leidet und stationär behandelt werden muss.
Bezüglich der jeweils geeigneten Verhütungsmethode sollte der Gynäkologe zu Rate gezogen werden. Hier nur einige Anmerkungen zum Thema Verhütung:

- Kondome sind sehr geeignet, da sie zusätzlich vor der Übertragung von HIV, Hepatitis und anderen Geschlechtskrankheiten schützen.

- Bei der Einnahme der Pille ist zu bedenken, dass diese sehr zuverlässig eingenommen werden muss und ein entsprechend regelmäßiger Lebensrhythmus Voraussetzung dafür ist. Weiterhin ist zu bedenken und mit den Ärzten zu besprechen, dass die Wirksamkeit der Pille teilweise durch die Einnahme anderer Medikamente beeinträchtigt sein kann.

- Eine sehr einfache Verhütungsmethode ist die Dreimonatsspritze und mittlerweile gibt es auch Hormonstäbchen, die unter die Haut gespritzt werden und noch länger wirken.

- Die Anwendung eines Diaphragmas setzt viel Übung und gute Kenntnisse des eigenen Körpers voraus.

- Eine Spirale ist, wenn sie vertragen wird, ebenfalls eine zuverlässige Verhütungsmethode.

- Die „Pille-danach" ist eine Notlösung. Es wird eine sehr hohe Hormondosierung verordnet und da dies mit starken körperlichen Belastungen einhergeht, ist sie nicht als Regelverhütungsmittel zu empfehlen.

WER ZAHLT DIE KOSTEN FÜR VERHÜTUNGSMITTEL?

Die Kosten für sämtliche Verhütungsmittel werden bei Sozialhilfeempfängerinnen im Rahmen der Hilfe für Familienplanung (§ 37b BSHG) vom Sozialamt übernommen, wenn sie vom Arzt verordnet werden.

> **Tipp für Ärzte:**
> **Auch wenn Schwangerschaftstests nicht abgerechnet werden können, empfiehlt es sich, sie in der Praxis vorrätig zu haben, um eine möglichst frühzeitige Diagnose zu ermöglichen.**

Partnerschaft und Familie

- Sexualität
- Verhütung
- **Schwangerschaft**
- Stillzeit
- Eltern
- Alleinerziehende Mütter und Väter
- Angehörige

Aus verschiedenen Gründen sollte eine Schwangerschaft möglichst früh nachgewiesen werden. Es können hierfür Schwangerschaftstests, die es in Apotheken und Drogerien zu kaufen gibt, verwendet werden. Sicherer ist es jedoch, die Untersuchung direkt beim Frauenarzt durchführen zu lassen.

Das Wissen, dass eine Schwangerschaft besteht, ermöglicht es

- Medikamente abzusetzen, die in der Schwangerschaft nicht mehr eingenommen werden sollten;

- die Zeit bis zur Entbindung optimal für die praktische und psychische Vorbereitungen auf das Kind zu nutzen;

- über einen eventuellen Schwangerschaftsabbruch noch entscheiden zu können.

WAS IST ZU TUN BEI UNGEWOLLTER SCHWANGERSCHAFT?

Ist eine Schwangerschaft eindeutig nachgewiesen und besteht noch Unsicherheit darüber, ob das Kind gewollt wird, sollte zunächst eine *Schwangerschaftskonfliktberatungsstelle* aufgesucht werden. Hier werden juristische, medizinische und soziale Informationen vermittelt, die dabei helfen können, das Für und Wider einer Schwangerschaft abzuwägen. Werdende Mütter können über diese Stelle zusätzliche individuelle, finanzielle Unterstützung erhalten, beziehungsweise beantragen.

SOLLTE IN DER SCHWANGERSCHAFT SUBSTITUIERT WERDEN?

Eine Schwangerschaft stellt bei allen Freuden in der Regel eine seelische, körperliche und soziale Belastungssituation dar. Trotz der oft hohen Abstinenzmotivation sollte die Indikation für eine Opiatentgiftung sehr kritisch gestellt werden. In Fachkreisen besteht mittlerweile weitgehend Übereinkunft, dass die Substitutionsbehandlung Mittel der Wahl ist und zwar aus folgenden Gründen:

- Der Opiatentzug kann zu Fehlgeburten oder Frühgeburten führen.

- Gerade die Belastungen durch die Schwangerschaft machen die Wahrscheinlichkeit einer dauerhaften Abstinenz eher unwahrscheinlich und Rückfälle sind mit erheblichen Risiken für Mutter und Kind verbunden.

- Die Strukturen einer qualifizierten Substitutionsbehandlung garantieren eine sorgfältige Schwangerschaftsbegleitung mit allen notwendigen medizinischen Vorsorgeuntersuchungen, aber auch die Organisation sämtlicher erforderlicher sozialer Unterstützungen.

- Die Substitution stellt einen zuverlässigen Schutz gegen Rückfälle dar und sorgt für kontinuierliche Inanspruchnahme des Hilfesystems.

Die Schwangerschaft sollte intensiv durch einen erfahrenen substituierenden Arzt, einen engagierten Drogenberater und einen Gynäkologen begleitet werden.

WELCHES SUBSTITUTIONSMITTEL SOLLTE EINGESETZT WERDEN?

Es kann sowohl Methadon als auch Subutex® eingesetzt werden.
Bei Subutex® zeigen die bisher durchgeführten wissenschaftlichen Studien, dass die Neugeborenen im Gegensatz zu Methadonbabys wesentlich geringere Entzugssymptome haben. Nachteil ist, dass mit diesem Medikament in der Schwangerschaft noch nicht so lange Erfahrungen vorliegen, wie mit Methadon. Die Umstellung von Methadon auf Subutex® ist in der Schwangerschaft nicht ganz einfach und sollte nur durch sehr erfahrene Ärzte durchgeführt werden.
Bei Methadon liegen mittlerweile jahrzehntelange Erfahrungen auch bei Schwangeren vor und nach dem aktuellen Stand des Wissens gibt es keine nachgewiesenen Schäden oder Missbildungen der Kinder durch Methadon.

Die zum Teil beschriebenen Entwicklungsverzögerungen oder sonstigen Auffälligkeiten bei Methadonkindern sind schwer eindeutig dem Methadon zuzuschreiben, da die meisten substituierten Schwangeren zusätzlich rauchen, massive soziale oder sonstige Probleme haben und einige auch noch einen nicht unerheblichen Beikonsum von anderen Substanzen haben.

WAS BEDEUTET BEIKONSUM IN DER SCHWANGERSCHAFT?

Bei einer Schwangerschaft geht es neben den Interessen der Mutter zusätzlich noch um die Gesundheit und auch um die Rechte des Kindes.
Beikonsum anderer Substanzen wie zum Beispiel Alkohol, Zigaretten oder Benzodiazepine schaden dem Kind.
Der substituierende Arzt sollte seine, wenn auch ungeliebte Kontrollfunktion, gerade bei der Betreuung von Schwangeren sehr ernst nehmen. Es sollten vermehrt Urinkontrollen durchgeführt werden und engmaschige Gespräche stattfinden.

IN WELCHER KLINIK SOLLTE ENTBUNDEN WERDEN?

Die Entbindung sollte in einer Klinik erfolgen, die mit diesem Thema vertraut ist, und die ein Konzept hierfür erarbeitet hat. Im Idealfall ist eine Kinderklinik direkt an die Entbindungsabteilung angegliedert.
Je kompetenter und erfahrener die Klinik im Umgang mit schwangeren Drogenabhängigen ist, um so vorurteilsloser und korrekter wird der Umgang mit der Schwangeren sein.
Vorwurfsvolle und verurteilende Haltungen des Pflegepersonals und der Ärzte dürften dann nicht mehr vorkommen.

WELCHE AUFGABEN HAT DER DROGENBERATER?

Einige wenige substituierte, schwangere Frauen sind in der Lage alle Belange, die während der Schwangerschaft geklärt werden müssten, selbständig in die Hand zu nehmen. Bei den meisten liegen jedoch komplexe Probleme vor und sie brauchen Unterstützung bei deren Bewältigung. Hier ist Hilfe zur Selbsthilfe notwendig. Der Drogenberater kann die werdenden Mütter durch individuelle Beratung und Begleitung sowie durch die Vermittlung an wichtige soziale oder medizinische Einrichtungen unterstützen.

WAS KÖNNEN THEMEN IN DER DROGENBERATUNG SEIN?

- Hilfe bei der Suche nach einem Frauenarzt, der Erfahrung mit substituierten schwangeren Frauen hat.
- Umgang mit Partnerschaftskonflikten, („mein Freund nimmt noch Heroin", „die Beziehung ist noch neu, es kriselt").
- Die Wohnung ist für den Nachwuchs ungeeignet und es steht ein Wohnungswechsel an.
- Die Inanspruchnahme eines Geburtsvorbereitungskurses.
- Die Wahl eines geeigneten Krankenhauses für die Entbindung.
- Das Kennenlernen des Kreißsaales und Gespräche mit den Hebammen.
- Die Beschaffung von Babykleidern, Erstlingsausstattung (Babywanne, Kinderwagen, Fläschchen) und Umstandskleidung.
- Die Finanzlage sowie die Beantragung des Mehrbedarfszuschlags bei Sozialhilfeempfängern, die Vermittlung an Einrichtungen zur Beantragung von Stiftungsgeldern, beziehungsweise Bundeserziehungsgeld.

WIE HANDHABEN ERFAHRENE KINDERKLINIKEN DIE ZEIT NACH DER GEBURT?

Nach der Geburt bleibt das neugeborene Kind zur Beobachtung ein bis vier Wochen im Krankenhaus, zuerst auf der Intensivstation und später auf der Normalstation. Die Eltern des Kindes können ihr Kind jeden Tag besuchen und sich von den erfahrenen Kinderkrankenschwestern und Hebammen Tipps zur Versorgung des neuen Erdenbürgers geben lassen (Wickeln, Füttern, Ernährungstipps, Stillen, Kind tragen, Köpfchen halten, Tipps im Falle von Blähungen). Wenn das Kind gesund ist und keine Entzugssymptome bestehen, kann es entlassen werden.
Besteht jedoch der Verdacht, dass die Eltern für das Kind nicht umfassend sorgen können und viel zu sehr mit eigenen Problemen beschäftigt sind, wird spätestens jetzt das Jugendamt eingeschaltet. Das Jugendamt

hat die Aufgabe, sich für das Wohl des Kindes einzusetzen, denn ein Baby braucht einen zuverlässigen Anwalt, der seine Interessen vertritt. Bis zur Klärung der Umstände wird das Kind nicht nach Hause entlassen.

Eine gute Prognose für die weitere Versorgung des Kindes ist gegeben,

- wenn die Eltern sich bereits im Krankenhaus fürsorglich und rund um die Uhr um ihr Kind kümmern;

- wenn die Eltern mit einer Erstlingsausstattung für das Baby ausgestattet sind;

- wenn die Eltern bereits einen Kinderarzt in der Nähe ihrer Wohnung gewählt haben;

- wenn die Eltern über geeignete räumliche Voraussetzungen verfügen;

- wenn die Eltern für Tipps und Ratschläge der Kinderkrankenschwestern und Kinderärzte im Umgang mit dem Kind offen sind;

- wenn die Eltern, die ohne familiäre Unterstützung sind, sich über Hilfen bei ihrer Krankenkasse (Familienhelfer/Hebammenverzeichnis) oder dem Jugendamt (Sozialpädagogische Familienhilfe/Mutter-Kind-Programm) ausreichend informiert und bei Bedarf entsprechende Hilfe beantragt haben (Leistungsvoraussetzung hierfür ist nicht etwa eine Gefährdung, sondern vielmehr das Wohl des Kindes und der erzieherische Bedarf);

- wenn eine qualifizierte Substitutionsbehandlung mit regelmäßigem Kontakt zum substituierenden Arzt vorliegt und Drogenmissbrauch (Beikonsum, Methadon spritzen) ausgeschlossen werden kann.

> **Tipp für den Drogenberater:**
> Insbesondere bei der Unterstützung von substituierten, schwangeren Frauen mit komplexen Problemen spielt neben der individuellen Einzelbetreuung und Paarberatung das Casemanagement (= die Organisation einer fallspezifischen Vernetzung) eine wesentliche Rolle. Hier übernimmt der Drogenberater eine Brückenschlagfunktion.

- Sexualität
- Verhütung
- Schwangerschaft
- **Stillzeit**
- Eltern
- Alleinerziehende Mütter und Väter
- Angehörige

Stillen ist nicht nur praktisch, es leistet auch keinen unerheblichen Anteil beim Aufbau einer guten Mutter-Kind-Beziehung.

Stillen sollte nicht dogmatisch überbewertet werden. Auch bei nicht abhängigen Frauen ist Stillen aus unterschiedlichsten Gründen manchmal nicht möglich. Auch ohne gestillt zu werden, können sich die Kinder völlig gesund entwickeln.

Bei abhängigen Müttern müssen beim Stillen vor allem drei Faktoren beachtet werden:

- Substitutionsmittel treten in die Muttermilch über, vor allem bei Methadon. Bei Subutex® dürfte dies eine untergeordnete Rolle spielen, da ja bekanntlich Subutex® im Magen-Darm-Trakt abgebaut und nicht aufgenommen wird.

- Das Übertragungsrisiko bezüglich vorhandener Infektionskrankheiten wie zum Beispiel HIV und Hepatitis C muss bedacht werden.

- Da die meisten abhängigen Mütter auch rauchen, muss auch dies berücksichtigt werden.

Zum Thema Stillen gibt es keine eindeutige und allgemein anerkannte Empfehlung. Das Thema muss intensiv mit den zuständigen Ärzten besprochen werden. Die Entscheidung muss individuell getroffen werden.

- Sexualität
- Verhütung
- Schwangerschaft
- Stillzeit
- **Eltern**
- Alleinerziehende Mütter und Väter
- Angehörige

Eine substitutionsgestütze Behandlung der Opiatabhängigkeit bringt in der Regel wieder Normalität in den Alltag, – auch in Fragen der Familienplanung. Der Monatszyklus der Frau normalisiert sich und damit steigt die Möglichkeit der Empfängnis. Bei einigen Eltern tritt ein Kinderwunsch explizit auf, aber auch nach einer ungewollten Schwangerschaft entscheiden sich viele Eltern für das Kind.

WAS ERWARTET ELTERN NACH DER GEBURT IHRES KINDES?

Die Vorfreude auf ein Kind und der Alltag mit einem Neugeborenen sind grundsätzlich zwei Dinge und viele junge Eltern – *(auch die nichtopiatabhängigen Eltern!)* – befinden sich nach der Geburt ihres Kindes nicht selten in einer unerwarteten Stresssituation: Das Baby schreit, muss regelmäßig gewickelt werden, schläft nachts nur mit Unterbrechungen, quält sich mit Blähungen, fiebert beim Zahnen, ist vielleicht essfaul oder will ständig herumgetragen oder beschäftigt werden. Kurz zusammen gefasst: Elternschaft ist ein Full-time-job, er erfordert Organisationstalent, emotionale Ausgeglichenheit und Konfliktfähigkeit. Viele junge Eltern sind nach der Phase des „Elternglücks" ausgelaugt und überfordert. Sie haben Angst, dass bei Bekanntwerden ihrer Schwäche das Jugendamt mit Fremdunterbringung droht. Dabei bieten das Jugendamt, aber auch die Krankenkassen und die Lebensberatungsstellen der Freien Wohlfahrtspflege, viele Formen der familiären Unterstützung an.

Wie kann man erkennen, dass ein Neugeborenes gut versorgt ist und wann sollte professionelle Hilfe in Anspruch genommen werden?

Um diese Fragen zu klären, könnten folgende Sätze einen Hinweis über die aktuelle Lage der Familie geben.

■ Die Eltern sind informiert, dass ein Kind regelmäßig zu trinken (Gefahr des Austrocknens) und zu essen braucht.

■ Bei Fragen zur Pflege und Ernährung des Kindes gibt es einen Ansprechpartner.

■ Die Wohnung ist genügend groß und kinderfreundlich.

■ Das Kind wird regelmäßig gebadet.

■ Der Umgang mit Neugeborenen und Kleinkindern ist den Eltern wohl vertraut.

■ Die Eltern lassen das Kind nie allein in der Wohnung.

■ Der Haushalt ist gut organisiert.

■ Das Einkommen reicht bis zum Monatsende.

■ Die Eltern gehen mit ihrem Kind regelmäßig zur Vorsorgeuntersuchung.

■ Der Kinderarzt ist über die Opiatabhängigkeit informiert.

■ Die Partnerschaft läuft gut.

■ Die Eltern haben keinen problematischen Beikonsum.

■ Die Eltern spielen viel mit ihrem Kind.

■ Die Eltern haben Kontakt zu anderen Eltern mit kleinen Kindern.

■ Die Großeltern, Geschwister oder Nachbarn unterstützen die Eltern bei der Erziehung des Kindes.

Wenn mehrere dieser Aussagen nicht bestätigt werden können, sollte Hilfe von außen gesucht werden. Hilfsangebote können sofort in Anspruch genommen werden und nicht erst, wenn das Kind bereits Anzeichen einer schlechten oder unzureichenden Versorgung zeigt.

Welche professionellen Hilfen gibt es?

❖ Hebamme: In der Zeit nach der Geburt macht sie Hausbesuche und hilft bei allen Fragen der gesundheitlichen Versorgung.

❖ Familienpflege: Diese kann im Krankheitsfall eingesetzt werden und wird von der Krankenkasse oder, nach Ablehnung der Krankenkasse, vom Jugendamt finanziert. Eine Familienpflegerin hilft täglich für mehrere Stunden im Haushalt bei der Säuglingspflege, beim Kochen, Einkaufen und Wäschewaschen.

❖ Sozialpädagogische Familienhilfe: Sie macht Hausbesuche, hilft den Familien bei Alltagsproblemen und unterstützt im Kontakt mit Ämtern. Die Hilfe wird für ein bis mehrere Jahre vom Jugendamt finanziert. Die Ziele werden von den Eltern und dem Jugendamt gemeinsam formuliert und im Hilfeplan festgehalten.

❖ Tagespflege: Das Kind wird entweder von einer Tagesmutter oder einer Kindertagesstätte oder Krabbelgruppe stundenweise betreut. Falls das Jugendamt hierfür einen speziellen Bedarf sieht, werden die Kosten übernommen.

❖ Heilpädagogische Frühförderung: Diese wird bei Entwicklungsverzögerungen oder -störungen eingesetzt. Sie muss vom Kinderarzt beantragt werden.

❖ Pflegeeltern: Sie können zeitlich begrenzt oder dauerhaft ein Kind bei sich aufnehmen, wenn die leiblichen Eltern ihr Kind nicht selber erziehen können. Gemeinsam mit dem Jugendamt kann eine Besuchsregelung vereinbart werden. Gelingt es den Eltern, ihre Situation soweit zu verbessern, dass eine dauerhafte Versorgung des Kindes bei ihnen wieder möglich ist, kann das Kind zu ihnen zurückkommen.

❖ Erziehungsberatungsstellen: Diese helfen bei Fragen der Erziehung (Verwöhnen, Grenzen ziehen, Schuldgefühle), bei Trennungs- und Scheidungsabsichten.

Bei Eltern, die ihr zweites Kind bekommen und deren erstes fremduntergebracht ist, wird beim zweiten Kind die Gesamtsituation nochmals neu überprüft. Es kommt also nicht zwangsläufig wieder zur Fremdunterbringung, falls sich die Umstände gebessert haben.

WELCHE ASPEKTE SOLLTEN BEI DER PSYCHOSOZIALEN BEGLEITUNG VON SUBSTITUIERTEN ELTERN BERÜCKSICHTIGT WERDEN?

Es sollte geklärt sein, wer die Rolle des Case-Managers übernimmt: Wer hat welchen „Auftrag"? Ist die Anzahl der beteiligten Helfer effizient? Findet eine Überversorgung statt?

Falls der Sachbearbeiter des Jugendamtes keine Kenntnisse über die Grundlagen der Substitutionsbehandlung hat, sollten diese in Form kollegialer Beratung angeboten werden.

Für jede bedürftige Familie sollte ein maßgeschneidertes Hilfsangebot erarbeitet und umgesetzt werden.

Hausbesuche können wichtig sein, um die Situation vor Ort besser beurteilen zu können (beengte Wohnverhältnisse, kein eigenes Bett für das Kind).

Da der Beikonsum von psychotropen Substanzen die Beziehung zum Kind und seine Versorgung beeinträchtigen können, ist hierauf ein besonderes Augenmerk zu richten.

Je jünger ein Kind ist, desto abhängiger ist es von der zuverlässigen Versorgung durch Erwachsene. Vernachlässigung kann sich fatal auswirken, so besteht bei mangelnder Flüssigkeitszufuhr zum Beispiel schnell die Gefahr einer Austrocknung.

Das Thema Jugendamt ist bei vielen – das heißt bei den Betroffenen, aber auch zum Teil bei den Helfern – mit Vorurteilen besetzt. Häufig wird befürchtet, dass beim Kontakt zum Jugendamt schnell eine Fremdunterbringung droht.

WELCHE AUFGABEN HAT DAS JUGENDAMT?

Das Jugendamt hat sich vor allem für das Wohl des Kindes einzusetzen. Zu seiner Aufgabe gehört es, die elterlichen Kompetenzen zu prüfen und bei Bedarf entsprechende Hilfen anzubieten.

Neben der Unterstützung und Hilfe hat das Jugendamt jedoch auch eine Kontrollfunktion. Darüber hinaus bleibt das Jugendamt in seiner Funktion auch dann weiterhin zuständig, wenn sich die Eltern aus allen weiteren Hilfsangeboten zurückziehen.

- Sexualität
- Verhütung
- Schwangerschaft
- Stillzeit
- Eltern
- **Alleinerziehende Mütter und Väter**
- Angehörige

Alleinerziehende sind Mütter, beziehungsweise Väter, die ohne anwesenden Partner ihr Kind, beziehungsweise ihre Kinder allein großziehen. Die Kinder leben in einem Ein-Eltern-Haushalt. In der heutigen Zeit ist das nichts Außergewöhnliches mehr.

Viele Themen unterscheiden sich nicht von der Zwei-Elternschaft, dennoch möchten wir uns diesem Thema gesondert zuwenden, da einzelne Faktoren wesentlich anders sind.

WAS UNTERSCHEIDET DEN ZWEI-ELTERN-HAUSHALT VON EINEM EIN-ELTERN-HAUSHALT?

- Die Belastung „Kind und Haushalt" liegt auf nur einer Schulter.

- Viele alleinerziehende Mütter oder Väter plagt das schlechte Gewissen, ihrem Kind keine heile Familienwelt bieten zu können. Wiedergutmachungswünsche beeinflussen das Ein-Eltern-Kind-Verhältnis.

- Ein-Eltern fehlt häufig eine kontinuierliche Beziehung zu einem Erwachsenen. Sie erleben sich ausschließlich in ihrer Mutter- oder Vaterrolle, insbesondere dann, wenn die Kinder noch klein sind und keiner Berufstätigkeit nachgegangen wird.

MIT FOLGENDEN THEMEN MUSS SICH EINE ALLEINSTEHENDE MUTTER ODER EIN ALLEINSTEHENDER VATER AUSEINANDERSETZEN:

- Das Bedürfnis nach einem Partner ist nicht gestillt.
- Kinder können zum „Ersatzpartner" werden, schlafen beispielsweise nur noch im Elternbett oder werden mit Themen der Erwachsenwelt konfrontiert und hierdurch überfordert.
- Die Wohnungen sind nur für eine Person konzipiert und es fehlt das notwendige Kinderzimmer.
- Im Krankheitsfall muss das Elternteil weiterhin „funktionieren", da es keine der täglichen Verrichtungen an jemand anders übertragen kann.
- Das schlechte Gewissen beeinflusst die Beziehung zum Kind und es fällt dem Alleinerziehenden schwer, Grenzen zu setzen.

Vor allem die Sozialpädagogische Familienhilfe (= SPFH) kann hier eine wirkungsvolle Unterstützung bieten. Die Hilfe von familienerfahrenen Fachkräften kann über das Jugendamt kostenlos beantragt werden. Der Zeitumfang der Betreuung richtet sich nach der Größe des Arbeitsauftrages und kann von drei Stunden in der Woche (inclusive Teambesprechung und Supervision) bis zu zehn Stunden betragen. Der Sozialpädagogische Familienhelfer kommt in die Familie und unterstützt sie im Alltag. Das Angebot ist freiwillig. Falls die „Chemie" zwischen Familienhelfer und Mutter, beziehungsweise Vater nicht stimmt, kann auch ein Wechsel des Familienhelfers erfolgen.

Partnerschaft und Familie

- Sexualität
- Verhütung
- Schwangerschaft
- Stillzeit
- Eltern
- Alleinerziehende Mütter und Väter
- **Angehörige**

Die Schweigepflicht gegenüber den Angehörigen sollte grundsätzlich eingehalten werden. Der substituierte Patient braucht einen Raum, wo er seine Fragen und Sorgen besprechen kann, ohne befürchten zu müssen, dass alles an die Angehörigen weitergeleitet wird.

Gibt es Angehörige, zu denen eine Beziehung besteht, ist es dennoch sinnvoll, diese in die Beratung und Behandlung mit einzubeziehen. Hierdurch entsteht die Chance,

- Informationen über die Behandlungsform zu vermitteln,

- wichtige Informationen über die aktuelle gesundheitliche Situation mitzuteilen,

- Ressourcen in den Familien besser zu nutzen,

- Unstimmigkeiten und Erwartungen zu thematisieren und gemeinsam nach Lösungswegen zu suchen.

Solche Gespräche sollten im Rahmen einer Familienkonferenz stattfinden, damit eine transparente Kommunikation gewährleistet ist.

Bei Paargesprächen sollte auf folgende Besonderheiten geachtet werden:

- ❖ Ist der Lebenspartner auch opiatabhängig? – Wenn ja: Befindet er sich ebenfalls in einem Substitutionsprogramm? Wenn er noch Heroin konsumiert, ist es für den substituierten Patienten sehr schwer, auf Heroin zu verzichten. Wenn ein Partner unter Entzugserscheinungen leidet und der andere täglich sein Substitut erhält, sind Missstimmigkeiten in der Partnerschaft zu erwarten.

- ❖ Ist dem Lebenspartner die gesundheitliche Situation des anderen bekannt? Hat er sich mit dem Thema „Substitution" befasst?

❖ Verfügt der Lebenspartner über Informationen bezüglich Gesund-
heitsvorkehrungen bei Sexualität (Geschlechtsverkehr, Oral-/Anal-
sex), Infektionsrisiken (Hepatitis/HIV/Geschlechtskrankheiten)?

WELCHE HILFEN GIBT ES FÜR ANGEHÖRIGE?

In *Selbsthilfegruppen* sind Betroffene unter sich. Hier ist Raum für Gespräche über persönliche Sorgen und Empfindungen mit „Gleichgesinn-
ten". Vielen Angehörigen hilft es, aus dem Gefühl der Verlassenheit und
der Hilflosigkeit herauszukommen und endlich einmal sich selbst in den
Mittelpunkt zu stellen. Neben Gesprächsabenden finden in Selbsthilfegruppen Informationsabende mit Professionellen statt, aber auch gemeinsame Freizeitaktivitäten. Adressen können in der örtlichen Drogenberatungsstelle erfragt werden oder sind in den „Gelben Seiten" zu finden.
In besonderen Fällen kann es auch für Angehörige sinnvoll sein, psychotherapeutische Hilfe in Anspruch zu nehmen. Der Leidensdruck kann einige bis an den Rand des Zusammenbruchs führen.

> **Auch Drogenberatungsstellen sind für die Beratung von
> Angehörigen zuständig.**

- **Jugendliche**
- Migranten

Begeben sich jugendliche Drogenabhängige in Behandlung, ergibt sich hier die besondere Chance, Suchtverläufe früh positiv zu beeinflussen und sekundäre Suchtschäden (Infektionen, Haft, usw.) zu vermeiden.

Hieraus ergibt sich die Notwendigkeit Angebote zu machen, die möglichst frühe Kontaktaufnahmen ermöglichen.

Wünschenswert wäre für die meisten, stationäre Entwöhnungsbehandlungen in einer jugendspezifischen Drogenfachklinik in Anspruch zu nehmen.

Realität ist jedoch, dass sich viele Jugendliche zunächst gegen diese Behandlungsform entscheiden.

Besteht der Wunsch nach einer Substitutionsbehandlung, muss bei Jugendlichen die Indikation sehr gründlich überprüft werden.

Es kann hierbei sinnvoll sein einen Kinder- und Jugendpsychiater hinzuzuziehen oder eine andere kompetente Zweitmeinung einzuholen.

Bei Minderjährigen sollte eine schriftliche Einwilligung der Eltern vorliegen und sie sollten am Entscheidungsprozess beteiligt sein. Bei desolaten Familienverhältnissen ist dies selbstverständlich nicht immer möglich und sinnvoll.

WAS SIND TYPISCHE THEMEN FÜR DIESES ALTER?

- ❖ Eine ausgeprägte Selbstbezogenheit,
- ❖ die Ablösung vom Elternhaus,
- ❖ das Streben nach Selbständigkeit, bei gleichzeitiger Angst davor,
- ❖ Neugierde und erhöhte Risikobereitschaft,
- ❖ die Zeit schulischer und beruflicher Orientierung,
- ❖ die geschlechtliche Reifung und Identitätssuche,
- ❖ die noch ausgeprägten Stimmungsschwankungen,
- ❖ die Veränderung des Selbstbildes,
- ❖ Suche nach Idealen und neuen eigenen besonderen Lebenswelten (z. B. „Christiane F.", „straight edge" , „Punk"),

❖ Suche nach eigenen Lebenserfahrungen.

WAS IST BEI DER ARBEIT MIT JUGENDLICHEN BESONDERS WICHTIG?

■ Der Aufbau einer von Sympathie getragenen persönlichen Beziehung,

■ die Suche nach Ausbildungs- und Schulplätzen,

■ die Einbeziehung des familiären Umfeldes bei klarer Grenzziehung und konsequenter Einhaltung der Schweigepflicht,

■ das Formulieren von klaren Standpunkten, Haltungen und auch Konfrontationen,

■ eine teilweise pädagogisch geprägte Arbeitshaltung,

■ besonders enge Anbindung,

■ immer wieder eine kritische Hinterfragung, ob die Substitutionsbehandlung noch sinnvoll ist,

■ Jugendliche sind gegenüber ihren Eltern – trotz Ablösungsbestreben, traumatischen Erfahrungen und Kritik – meist loyal eingestellt, Verbrüderung der Helfer gegen die Eltern führt nicht weiter,

■ Vereinbarungen sollten für einen zeitlich überschaubaren Rahmen getroffen werden.

Untersuchungen von Jugendlichen, die sich trotz problematischer Kindheit positiv entwickelten, zeigen, dass folgende Faktoren einen schützenden Einfluss hatten:

◆ Die Existenz eines stabilen, sozialen Netzwerkes,

◆ soziale Unterstützung,

◆ „wissende Zeugen", denen alles erzählt werden kann,

◆ das Vorhandensein von Bewältigungsstrategien („Coping").

- Jugendliche
- **Migranten**

Als Migranten bezeichnet man alle in Deutschland lebenden Ausländer, unabhängig von ihrem Aufenthaltsstatus.

Bei der medizinischen und psychosozialen Behandlung von Suchtkranken spielt der kulturelle und nationale Hintergrund des Abhängigkeitserkrankten eine nicht unwesentliche Rolle. Welche Fragen stellen sich hier?

■ Wie geht die Öffentlichkeit im Herkunftsland mit Abhängigkeitserkrankten um?

■ Wie reagieren die Familienangehörigen?

■ Welche Informationen liegen in der Familie über die Abhängigkeitserkrankung vor?

■ Welche Bedeutung hat die psychotrope Substanz im Herkunftsland?

■ Wie unterscheiden sich die Behandlungsformen im Herkunftsland von den Behandlungsmöglichkeiten in Deutschland?

WAS SOLLTE BEI DER BERATUNG VON MIGRANTEN BEACHTET WERDEN?

● Die Familie sollte nach Möglichkeit in die Behandlung mit ein bezogen werden. Bei Migranten hat der Familienzusammenhalt in der Regel einen besonders hohen Stellenwert, entsprechend groß kann der Einfluss der Familie sein.

● Migranten fehlt es oft an Wissen über Wirkung und Gefahren von Drogen, über das Abhängigkeitsproblem, über die rechtliche Situation und die Behandlungsmöglichkeiten in Deutschland. Hier sind Aufklärung und Information dringend erforderlich.

● Drogenberater sollten über Kenntnisse der ethnischen, religiösen, politischen und soziokulturellen Besonderheiten ihrer Klienten verfügen. Interkulturelle Einrichtungen können dazu wichtige Informationen geben und unter Umständen auch Dolmetscher vermitteln.

● Muttersprachliches schriftliches Informationsmaterial sollte vorhanden sein. Die DHS (siehe Anhang) bietet beispielsweise eine Drogeninformationsbroschüre in polnisch, russisch, serbokroatisch, spanisch, türkisch, französisch und italienisch an.

WELCHE BESONDERHEITEN GIBT ES ZUM THEMA „AUSSIEDLER"?

Unter Aussiedlern oder Spätaussiedlern versteht man deutschstämmige Bürger beispielsweise der ehemaligen Sowjetunion und Polen, die nach Deutschland zurückgekehrt sind.
Es ist bekannt, dass ein relativ großer Prozentsatz dieser Menschen mit Abhängigkeitserkrankungen belastet ist. Der Anteil von Heroinabhängigen und auch Drogentoten unter dieser Bevölkerungsgruppe ist überproportional hoch. Was können Gründe hierfür sein?

◆ Viele leiden unter Entwurzelung. Während sie im Osten als „Deutsche" ausgegrenzt waren, sind sie es hier als „Russen".

◆ Sprachprobleme führen zu Ghettoisierung und sozialer Isolation.

◆ Die im Osten sozialisierten Eltern können ihren Kindern in Deutschland keine sozio-kulturellen Orientierungshilfe bieten.

◆ Mangelnde Schulbildung, Ausbildungsabbrüche und Arbeitslosigkeit – bedingt durch fehlende Sprach-, bzw. Schreibkenntnisse – begünstigen Resignation.

◆ Negative Erfahrungen mit Behörden in den Herkunftsländern führen zu Misstrauen gegenüber sozialen Einrichtungen in Deutschland.

◆ Familien werden zum Teil zerrissen, Eltern oder andere Angehörige bleiben im Osten zurück.

◆ Es bestanden vor der Umsiedlung illusionäre Erwartungen, die zum Teil massiv enttäuscht wurden.

◆ Innerfamiliäre Konflikte können durch unterschiedliche kulturelle Hintergründe entstehen, wenn zum Beispiel deutschstämmige Aussiedler mit ihrem russischen Partner einwandern.

Es handelt sich bei diesem Thema um eine neue Herausforderung der Suchtkrankenhilfe. Informationsdefizite durch Sprachprobleme führen zur Ghettoisierung und sozialen Isolation und müssen durch wissenschaftliche Studien und Fortbildungsmaßnahmen behoben werden.

Weitere Behandlungsmöglichkeiten

- **Ambulanter Entzug**
- Narkosegestützter Entzug
- Stationärer Teilentzug
- Stationäre Entwöhnungsbehandlung

WELCHE VORTEILE HAT EIN AMBULANTER GEGENÜBER EINEM STATIONÄREN OPIATENTZUG?

- Eine andere Zielgruppe kann hiermit erreicht werden (siehe unten)-
- Es ist eine wesentlich kostengünstigere Behandlungsform.
- Die Arbeit, Schule oder Ausbildung können fortgesetzt werden.
- Er ermöglicht die Anbindung an das ambulante Suchthilfesystem, das meist längerfristig in Anspruch genommen werden sollte.
- Die Konfrontation mit der stationären „Suchtszene" entfällt, was ein Vorteil insbesondere für jüngere Abhängige ist.

FÜR WEN KOMMT EIN AMBULANTER OPIATENTZUGSVERSUCH IN FRAGE?

- Für Menschen, die erst seit kurzem, vielleicht wenigen Monaten, Heroin konsumieren, meist noch nicht injiziert haben, die aber dennoch merken, dass sie den Entzug alleine nicht bewältigen.
- Für sehr junge Heroinkonsumenten, die sich noch in Ausbildung befinden oder die Schule besuchen und die auf keinen Fall wollen, dass ihre Opiatabhängigkeit den Eltern, Ausbildern oder Lehrern bekannt wird.
- Bei Abhängigen mit ausreichend Therapieerfahrung, die nach einer längerfristigen Abstinenzphase kurzfristig rückfällig wurden.
- Bei noch therapieunerfahrenen Abhängigen ohne Kontakte zum Drogenhilfesystem, die zunächst zu keinerlei anderen Maßnahmen motiviert werden können.
- Bei Abhängigen mit stabiler sozialer Lebenssituation, die es sich aus beruflichen oder familiären Gründen (Versorgung der Kinder) nicht leisten können, eine stationäre Behandlung in Anspruch zu nehmen.

WELCHE MÖGLICHKEITEN ERGEBEN SICH
DURCH EINEN AMBULANTEN ENTZUGSVERSUCH?

❖ Niedrigschwellige Kontaktaufnahme zum Arzt und Aufbau einer therapeutischen Beziehung,

❖ suchtmedizinische Aufklärung, Impfberatung, Beratung über Empfängnisverhütung,

❖ Aufklärung über „Safer- use"-Techniken,

❖ medizinische Untersuchungen,

❖ Vermittlung in die Drogenberatung oder andere Bereiche des Drogenhilfesystems,

❖ Erreichen einer Abstinenz, ohne das gewohnte Umfeld verlassen zu müssen.

Wie erfolgreich sind ambulante Opiatentzüge?

Bei der Opiatabhängigkeit handelt es sich um eine schwere und meist chronisch verlaufende Erkrankung mit enormem Rückfallrisiko. Im Regelfall gibt es keine schnellen Heilungen.
Aus diesem Grund ist die Wahrscheinlichkeit gering, alleine durch einen Opiatentzug, sei es ambulant oder stationär, langfristig abstinent zu bleiben.
Da es im Einzelfall immer wieder Erfolge gibt, lassen diese die Behandlung als sinnvoll erscheinen.

WIE KANN EIN OPIATENTZUG IN DER ARZTPRAXIS
DURCHGEFÜHRT WERDEN?

Vor Beginn des Entzugsversuches ist eine ausführliche Beratung und Aufklärung erforderlich. Die wesentlichen Informationen sollten dem Patienten zusätzlich in schriftlicher Form mitgegeben werden. Ein schriftlicher Behandlungsvertrag sollte abgeschlossen werden.

1. Entzug ohne Einsatz von Opiaten

Bei reiner Heroinabhängigkeit kann durch den Einsatz von Schlafmitteln, Beruhigungsmitteln, opiatfreien Schmerzmitteln, Magnesium, Mitteln gegen Übelkeit usw. die Entzugssymptomatik unterdrückt werden.

Voraussetzung hierfür ist eine starke Motivation und ein stabiles drogenfreies soziales Umfeld. Der Vorteil besteht darin, dass der Entzug sich durch die Medikamente nicht verlängert und schon nach fünf bis sieben Tagen abgeschlossen ist.

Die Medikamente sollten nur in kleinen und ungefährlichen Mengen mitgegeben werden.

2. Mit Einsatz von Opiaten

Das Prinzip hierbei ist, den kurzen aber heftigen Heroinentzug in die Länge zu ziehen und hierdurch erträglicher zu gestalten. Opiate lindern wirkungsvoll die Entzugssymptome und sie reduzieren das Verlangen nach Heroin. Als Opiat eignet sich aus pharmakologischen Gründen hierfür vor allem Buprenorphin (siehe Kapitel „Subutex®").

Das Reduktionsschema ist vor dem Entzug genau festzulegen, das heißt die Dauer und die jeweiligen Dosierungen.

Bewährt hat sich bei uns ein Reduktionsschema von 8 mg Subutex® auf 0 über 30 Tage. Je kürzer die Behandlungsdauer ist, desto unangenehmer wird der Entzug.

Vor Einnahme der ersten Dosis Subutex® müssen schon deutliche Entzugserscheinungen bestehen. Der Patient muss darüber aufgeklärt werden, dass die volle Wirkung meist erst am zweiten Tag einsetzt.

Scheitert der Versuch, sollte er nicht kurzfristig wiederholt werden. In diesem Fall sind andere zur Verfügung stehende therapeutische Maßnahmen zu besprechen. Zu viele gescheiterte Entzugsversuche können unter Umständen die Abhängigkeitserkrankung fixieren, indem sie die Hoffnung auf Abstinenz nehmen.

Ausschlussgründe:

Bei massivem Beikonsum anderer Substanzen wie Alkohol oder Benzodiazepinen oder einer insgesamt desolaten sozialen Situation mit starker Einbindung in die Drogenszene, erscheint ein ambulanter Entzugsversuch nicht sinnvoll.

- Ambulanter Entzug
- **Narkosegestützter Entzug**
- Stationärer Teilentzug
- Stationäre Entwöhnungsbehandlung

Bei dieser Entzugsform wird durch die Gabe eines Opiatantagonisten (= Gegenmittels) ein sofortiger und sehr heftiger Opiatentzug ausgelöst. Die sehr starken Entzugssymptome werden durch eine mehrere Stunden dauernde Narkose unterdrückt.

Es gibt nur wenige Kliniken in Deutschland, die diese Behandlung anbieten. Um die Risiken gering zu halten, ist das Vorhandensein einer Intensivstation und die Möglichkeit einer intensiven Überwachung eine zwingende Voraussetzung.

Diese Entzugsform hat den Vorteil, dass zumindest für einige Abhängige der quälende Entzug deutlich erleichtert werden kann.
Ein weiterer Vorteil besteht darin, dass die Behandlungszeit auf einer Entgiftungsstation erspart bleibt. Diese nimmt zum einen mehrere Wochen in Anspruch, zum anderen konfrontiert sie den Abhängigen nochmals 24 Stunden täglich mit der Welt der Süchtigen.
Nachteil ist, dass einige auch längere Zeit nach der Narkose noch unter Entzugssymptomen leiden.
Es handelt sich bei dieser Behandlung um eine reine Opiatentzugsform. Das heißt, die psychische Abhängigkeit, die ja mit Abstand das Hauptproblem darstellt, wird kaum beeinflusst. Deshalb kommt diese Behandlung nur für Patienten in Frage, die über ein psychosozial intaktes Leben verfügen und damit gute Voraussetzungen für ein abstinentes Leben nach dem Turboentzug mitbringen.

Weitere Behandlungsmöglichkeiten

- Ambulanter Entzug
- Narkosegestützter Entzug
- **Stationärer Teilentzug**
- Stationäre Entwöhnungsbehandlung

Hierunter versteht man den Entzug von neben der Substitution konsumierten Substanzen, das heißt vor allem von Alkohol und Benzodiazepinen, unter Beibehaltung des Substitutionsmittels.

Er ist dann indiziert, wenn im ambulanten Rahmen der dauerhafte Beikonsum einer oder mehrerer Substanzen nicht in den Griff zu bekommen ist und dieser entweder eine erfolgreiche Substitutionsbehandlung verhindert oder sogar gefährliche Auswirkungen hat. So wirkt sich Alkoholkonsum bei der sehr häufig vorhandenen Hepatitis C sehr negativ aus.

Sowohl Benzodiazepine als auch Alkohol erhöhen in Kombination mit Methadon die Gefahr von Atemstillständen.

Diese Behandlung stellt häufig auch eine Art von Krisenintervention, Aus-Zeit und Orientierungsphase dar.

Bisher bieten leider noch nicht alle Suchtkliniken diese Behandlungsform an.

- Ambulanter Entzug
- Narkosegestützter Entzug
- Stationärer Teilentzug
- **Stationäre Entwöhnungsbehandlung**

WAS IST EINE STATIONÄRE ENTWÖHNUNGSBEHANDLUNG?

Hierunter versteht man das, was oft verkürzt als „Therapie" bezeichnet wird. Der korrekte Ausdruck hierfür ist jedoch „stationäre Entwöhnungs-behandlung" oder „stationäre Rehabilitation". Entwöhnungsbehandlun-gen werden in Fachkliniken, beziehungsweise in Therapiezentren für Drogenabhängige durchgeführt. Die Angebote der Einrichtungen um-fassen Gruppen- und Einzeltherapie, Arbeits- und Freizeitangebote so-wie Sozialberatung und Qualifizierungsangebote. Ziel der Behandlung ist, durch die Bearbeitung der Suchtproblematik ein abstinentes Leben vorzubereiten.

WIE WIRD DIE STATIONÄRE ENTWÖHNUNGSBEHANDLUNG VORBEREITET?

Die Vermittlung erfolgt über eine Drogenberatungsstelle. Der Drogenbe-rater erstellt einen ausführlichen Sozialbericht, der Arzt einen ärztlichen Befundbericht. Beide werden mit der Bitte um Kostenübernahme von der Drogenberatungsstelle an den Kostenträger verschickt.

WIE FINDET MAN DIE GEEIGNETE EINRICHTUNG?

Es gibt in Deutschland ca. 150 verschiedene Therapieeinrichtungen für Drogenabhängige mit unterschiedlichen Schwerpunkten.
Es gibt Einrichtungen:

- speziell nur für Frauen,
- für Menschen mit Doppeldiagnosen (= zusätzlichen psychiatrischen Erkrankungen),

- speziell für Jugendliche bis 21 Jahre,
- die auch Paare aufnehmen und Paartherapie anbieten,
- für Familien mit Kindern.

Neben den unterschiedlichen Zielgruppen gibt es auch Angebote für inhaltliche oder weltanschauliche Unterschiede, so zum Beispiel spezielle christliche oder anthroposophische Einrichtungen. Über all diese Themen informiert der Drogenberater.

Eine große Rolle spielt zusätzlich, welche Einrichtung von dem jeweils zuständigen Kostenträger belegt wird.

Nach dem neuen Sozialgesetzbuch (§9 SGB IX = Rehabilitation und Teilhabe behinderter Menschen) haben Leistungsberechtigte seit Juli 2001 ein Wunsch- und Wahlrecht.

WIE LANGE DAUERT EINE SOLCHE BEHANDLUNG?

Kurzzeitbehandlungen dauern etwa drei bis vier Monate, Langzeitbehandlungen sechs Monate. Im Einzelfall kann eine Verlängerung bis zu vier Wochen beantragt werden. Sozial stabil integrierte Abhängige werden anschließend nach Hause entlassen, die übrigen können noch die so genannte Adaptionsphase für eine Dauer von drei Monaten anschließen. Ziel dieser Phase ist vor allem die soziale und berufliche Wiedereingliederung.

WAS KOSTET DIESE BEHANDLUNG?

Eine solche Behandlung kostet zum Beispiel in Baden-Württemberg circa 2.700 Euro im Monat. Die Kosten können je nach Bundesland unter Umständen höher liegen.

WER IST DER KOSTENTRÄGER?

Die Kosten übernimmt in der Regel der Rentenversicherungsträger. Voraussetzung hierfür sind ausreichende Vorversicherungszeiten, die bei den neu eingerichteten Servicestellen der LVA, beziehungsweise BfA abgefragt werden können. Falls der Rentenversicherungsträger die Kosten nicht übernimmt, wird der Antrag an die Krankenkasse weitergereicht.

Für Antragsteller, die weder Rentenversicherungsbeiträge bezahlt noch Kinder erzogen haben, wird der Antrag zuerst bei der Krankenkasse eingereicht. Lehnt diese ab, ist das überörtliche Sozialamt zuständig. Bei Minderjährigen geht die Antragstellung direkt über die Krankenkasse oder über das Jugendamt.

WIE GROSS IST DIE CHANCE, ANSCHLIESSEND DAUERHAFT ABSTINENT ZU LEBEN?

Die Studienergebnisse zu den Abstinenzquoten nach abgeschlossener stationärer Rehabilitation sind sehr unterschiedlich und hängen von vielen Faktoren ab (Befragungszeitpunkt, Berücksichtigung der Abbruchsquoten, usw.). Es ergibt sich eine Spanne von 10 bis nahezu 50 Prozent. Abstinenz ist jedoch bei weitem nicht das einzige Erfolgskriterium.
Bei Abhängigkeitserkrankungen muss langfristig gedacht werden:

❖ Die Persönlichkeitsentwicklung durch die therapeutischen Erfahrungen wirkt sich insgesamt positiv aus.

❖ Anschließende Konsumepisoden sind durch diese Erfahrungen besser einzugrenzen, so dass zumindest längerfristige Abstinenzphasen möglich sind.

❖ Falls keine Abstinenz möglich ist, bestehen bessere persönliche Voraussetzungen für eine erfolgreiche ambulante Substitutionsbehandlung.

❖ Unter Umständen sinken Hemmschwellen, ambulante Hilfeangebote wie Psychotherapie, betreute Wohnformen oder Selbsthilfegruppen in Anspruch zu nehmen.

❖ Die Erfolgsaussichten bei einem erneuten stationären Behandlungsversuch verbessern sich: Die meisten brauchen mehrere Anläufe.

> **Warnung!**
> *Nach einer Abstinenzphase* (**ob kurz oder lang**) **ist der Körper an Opiate nicht mehr gewöhnt. Dosierungen, die sonst problemlos vertragen wurden, können jetzt tödlich wirken. Statistiken zeigen, dass vor allem nach stationären abstinenzorientierten Therapien, nach Abbrüchen oder nach Entgiftungen in der Haft, die Gefahr,** *an einer Überdosis zu sterben*, **deutlich erhöht ist.**

- **Beikonsum**
- Notfälle
- Sicherheitsvorkehrungen (Safer use)

Unter Beikonsum versteht man alle vom Patienten zusätzlich zur Substitution eingenommenen Drogen oder Medikamente, die nicht ärztlich verordnet sind und problematische Auswirkungen haben.

WELCHE GRÜNDE GIBT ES FÜR BEIKONSUM?

- die Macht der Gewohnheit,
- das Verlangen nach einem Rausch („kick", „sich zu machen"),
- Schlafstörungen,
- Überforderung,
- die Unfähigkeit, Nein-Sagen zu können, wenn etwas angeboten wird,
- fehlende Distanz zur Drogenszene („ich wurde eingeladen"),
- wenn Geld da ist,
- Suchtdruck,
- wenn die Methadondosis zu niedrig ist,
- wenn die Methadonabgabe verpasst wird,
- zusätzliche psychische Störungen, wie zum Beispiel Angst oder Depressionen,
- „Spritzengeilheit".

Beikonsum von Heroin oder anderen Opioiden:

Bei einer ausreichend hohen Ersatzstoffdosierung gibt es keine zwingenden Gründe mehr für zusätzlichen Konsum von Opioden wie Heroin, Codein, Methadon oder Subutex®.
Weder gibt es noch Entzugssymptome noch haben Opioide eine positive Wirkung, da die Opiatrezeptoren ausreichend besetzt sind. Es bedarf jedoch einer Entscheidung des Patienten, auf diese Stoffe zu verzichten, und die ist häufig in den ersten Monaten einer Substitutionsbehandlung noch nicht ausreichend vorhanden.

Problematisch und gefährlich ist das Injizieren (= Spritzen) von zusätzlichem Methadon, da dies zu erheblichen gesundheitlichen Schädigungen führen kann.

Beikonsum von Kokain

Die Substitutionsbehandlung bietet keinerlei Schutz gegen Kokainkonsum, das heißt, Kokain wirkt ohne Einschränkung.

Kokainkonsum löst eine ausgeprägte psychische Abhängigkeit aus, im Entzug kommt es zu heftigsten depressiven Reaktionen. Exzessive Konsummuster haben katastrophale soziale und finanzielle Auswirkungen. Daneben gibt es schwerwiegende körperliche Komplikationen wie Schlaganfälle und Herzprobleme bis hin zu Todesfällen.

Die Behandlung des Kokainproblems ist sehr schwierig und erfordert, ab einer gewissen Ausprägung, den Schutz eines stationären Rahmens.

Um das genaue Ausmaß des Kokainkonsums einschätzen zu können, sind intensive Kontakte zum Patienten und häufige Urinkontrollen erforderlich.

Beikonsum von Alkohol

Dauerhafter oder exzessiver Konsum von Alkohol tritt im Rahmen der Substitutionsbehandlung häufig auf. Ein Problem ist Alkohol unter anderem durch:

❖ die lebertoxische Wirkung (vor allem auch bei Hepatitis),

❖ die Erhöhung der Gefahr von Atemdepressionen,

❖ die sehr einfache Verfügbarkeit,

❖ die Gefahr von weiteren körperlichen Schädigungen wie Entzugsanfälle, Delirien, Bauchspeicheldrüsenentzündung usw.,

❖ die erhöhte Unfallgefahr im Rauschzustand,

❖ das erhöhte Gewaltpotential.

Nützlich kann diesbezüglich die Möglichkeit sein, in der Arztpraxis Alkoholspiegelbestimmungen durchführen zu können.

Ist der Konsum nicht verantwortbar, sollte eine stationäre Teilentgiftung empfohlen werden.

125

Beikonsum von Benzodiazepinen

Übermäßiger Konsum dieser Medikamente macht aus einem Menschen einen „chemischen Zombie". Die Patienten sind nicht mehr kontakt- und beziehungsfähig, die Selbstkritik ist aufgehoben, das Gedächtnis ist massiv beeinträchtigt, so dass Gesprächsinhalte nicht mehr erinnert werden können, es können keine Termine eingehalten werden, Straftaten treten in diesem Zustand gehäuft auf.

Da der Entzug von Benzodiazepinen aus medizinischer Sicht nicht unproblematisch ist (Entzugskrampfanfälle, Delirien, Halluzinationen, extreme Angstzustände usw.), ist häufig eine stationäre Teilentgiftung unverzichtbar.

Beikonsum von THC (= Cannabis)

Weder ist THC-Konsum unproblematisch noch ist er zu dramatisieren. Ob problematischer Konsum vorliegt, muss im Einzelfall geprüft werden.

◆ Besteht antriebshemmender Dauerkonsum?

◆ Wird eine psychotische Erkrankung verschlimmert?

◆ Liegt eine psychische Abhängigkeit vor?

◆ Kommt es zu negativen sozialen Folgen?

Die Fahrtauglichkeit kann durch Cannabiskonsum deutlich eingeschränkt sein.

Beikonsum von andere Drogen

Andere Drogen wie Ecstasy, halluzinogene Pilze, LSD oder Amphetamine werden eher seltener zusätzlich konsumiert. Sie können im Einzelfall, zum Beispiel beim Vorliegen einer Psychose, jedoch durchaus relevant sein.

Wie kann Beikonsum erkannt werden?

Letztendlich ist dies nur über Urinkontrollen oder Alkoholtests nachweisbar. Am Verhalten ist er nicht immer zu erkennen. Zum Beispiel kann bei Heroinkonsum ein Mensch, der ansonsten eher ängstlich und angespannt ist, durchaus normaler und entspannter wirken.

Beikonsum hat vor allem auch negative Auswirkungen im Bereich Beruf, Ausbildung und Schule. Zu beachten ist, dass die Fähigkeit an Maschinen zu arbeiten, massiv eingeschränkt sein kann.

- Beikonsum
- **Notfälle**
- Sicherheitsvorkehrungen (Safer use)

WELCHE NOTFÄLLE KÖNNEN AUFTRETEN?

- Atemstillstand,
- Herz/Kreislaufstillstand,
- epileptischer Anfall,
- Gefäßverschluss,
- akute Suizidalität usw.

Alle Betroffenen und Helfer sollten mit Grundbegriffen der Ersten Hilfe vertraut sein. Einfachste Maßnahmen können Leben retten:

❖ Bei Atemstillstand kann versucht werden, durch kaltes Wasser, Kneifen oder lautes Ansprechen den Patienten zu wecken. Gelingt dies nicht, kann eine Mund zu Mund oder Mund zu Nase Beatmung durchgeführt werden.

❖ Bei Herz-/Kreislaufstillstand ist zusätzlich eine Herzmassage erforderlich.

❖ Beim epileptischen Anfall muss der Patient vor allem vor Verletzungen geschützt werden.

❖ Bei einem Gefäßverschluss (z.B. durch Fehlinjektion in die Arterie) ist die sofortige medizinische Behandlung einzuleiten, um das Absterben einer Extremität zu verhindern.

Unseres Erachtens sollte auf alle Fälle, auch wenn Angst vor der Polizei besteht, der Notarzt alarmiert werden. Ein Menschenleben ist so kostbar, dass es keine ausreichenden Gründe dafür gibt, dieses zu gefährden. Erreicht werden kann der Notarzt entweder über die 19222 oder die 110, die sogar von jedem Handy aus auch ohne Karte angerufen werden kann.

In der Szene kursiert das Gerücht, dass das Injizieren von Kochsalz beim Drogennotfall helfen würde. Uns ist keine medizinische Begründung hierfür bekannt. Vielmehr ist es nicht ungefährlich, Kochsalz zu injizieren.

- Beikonsum
- Notfälle
- **Sicherheitsvorkehrungen (Safer use)**

Um gesundheitliche Folgeschäden so gering wie möglich zu halten, sollten einige Safer-Use-Tipps (Sicherheitsvorkehrungen) jedem Abhängigen bekannt sein.

Hier einige wichtige Informationen in aller Kürze:

■ Alle Abhängige, auch wenn sie clean sind, sollten sich je nach Infektionsstatus gegen Hepatitis B und ggf. auch A impfen lassen. Andere allgemein empfohlene Impfungen wie gegen Diphterie, Tetanus und Kinderlähmung sollten natürlich auch vorhanden sein.

■ Beim intravenösen Drogenkonsum sollte strengstens auf Hygiene geachtet werden. Sterile Materialien sollten immer vorrätig sein. Auch Filter dürfen wegen der Infektionsgefahr (Hepatitis C) nicht gemeinsam benutzt werden. Selbst gemeinsam benutzte Röhrchen zum Sniefen, können über die Nasenschleimhaut Infektionen übertragen.

■ Da die Wirkstoffkonzentrationen, das heißt der Reinheitsgrad, sehr unterschiedlich sein können, und auch der Körper je nach Verfassung sehr unterschiedlich Heroin verträgt, sollte sehr vorsichtig dosiert werden. Alle verfügbaren Informationen sollten hierbei mit einbezogen werden und auf alle Fälle sollte das Injizieren vorsichtig und langsam erfolgen. Die Gefahr von Überdosierungen wird massiv durch Mischkonsum mit anderen Substanzen verstärkt

■ Falls möglich, sollte intravenöser Konsum vermieden werden. Alternativen sind das Sneefen, Rauchen oder auch das Einspülen von aufgelöstem Heroin in den Darmausgang, die Aufnahme erfolgt dann ähnlich wie bei einem Zäpfchen sehr schnell. Dies kann eine gute Alternative bei Abszessen und sehr schlechten Venen sein. Gänzlich vermieden werden sollten Injektionen in den Hals, die Leiste oder andere empfindliche Stellen.

Substitutionsgestützte Behandlungen finden in sehr unterschiedlichen Arztpraxen oder Einrichtungen statt. Es gibt spezialisierte Praxen, so genannte Schwerpunktpraxen oder Suchtambulanzen, deren Infrastruktur weitgehend auf die Behandlung Drogenabhängiger ausgerichtet ist. Teilweise sind diese Einrichtungen auch an Kliniken oder Gesundheitsämter angegliedert.

Daneben gibt es jedoch eine breite Versorgung durch niedergelassene Ärzte, vorwiegend Hausärzte, bei denen diese Behandlung nur eine von vielen anderen Aufgaben ist.

Insbesondere in ländlichen Regionen sind diese Praxen für die Versorgung der Abhängigen von eminenter Bedeutung.

Wir haben versucht, mit dieser Broschüre deutlich zu machen, dass es sich bei der ambulanten substitutionsgestützten Behandlung um eine sinnvolle, erfolgreiche und spannende Therapieform handelt.

Wir bedauern es aus diesem Grunde sehr, dass Ärzte sich zur Zeit tendenziell aus diesem Gebiet zurückziehen. Dies kann an der schlechten Bezahlung und der geringen Wertschätzung dieser anspruchsvollen, verantwortlichen und aufwändigen Behandlungsform liegen.

Es kann jedoch in einigen Fällen auch sein, dass es an geeigneten inhaltlichen und organisatorischen Voraussetzungen fehlt und es hierdurch vermehrt zu Misserfolgen, Konflikten und Frustrationen kommt.

Folgende Punkte sind für Arztpraxen von entscheidender Bedeutung, um Interesse bei der Arbeit zu haben und zu behalten, und das heißt nicht verfrüht an einem Burn-out-Syndrom zu erkranken:

- Der rechtliche Hintergrund der Behandlung sollte bekannt sein, die gesetzlichen Grundlagen und Richtlinien sollten eingehalten werden. Ein permanentes Gefühl von Angreifbarkeit und persönlichem Risiko wirkt sich sicherlich nicht motivationsfördernd aus.

- Das komplette Praxisteam muss in diese Arbeit einbezogen werden und gut informiert sein. Besprechungen und interne Fortbildungen machen es dem Helferteam leichter, Verständnis auch für schwierige Patienten aufzubringen und durch taktvollen Umgangston Konflikte zu vermeiden. Die intensive Auseinandersetzung mit dieser Patientengruppe kann sich durchaus bereichernd auf das Praxisteam auswirken.

- Nicht alle Patienten können und müssen von einem selbst behandelt werden. Da es sich um langjährige Begleitungen handelt, sollte die „Chemie" einigermaßen stimmen.

- Klare und verbindliche, schriftlich festgelegte Regeln und Strukturen, die von allen eingehalten werden müssen, geben Halt und Orientierung im manchmal rauen Alltag. Sie sind quasi der „Fels in der Brandung". Struktur ist immer wieder das zentrale therapeutische Thema in der Arbeit mit Abhängigkeitskranken.

- Gewisse Sicherheitsvorkehrungen sind unerlässlich. Gewalt sollte auf keinen Fall toleriert werden, das Tragen von Waffen muss verboten sein. Je nach Praxisgröße und Klientel empfiehlt sich eine Zusammenarbeit mit der Polizei, um zum Beispiel in kritischen Situationen schnell Unterstützung zu bekommen. Alarmanlagen, ein ausreichend großer Tresor, sichere Lagerung von Wertgegenständen, Stempeln und Rezepten sind im Einzelfall wichtig.

- Kollegialer Austausch ist hilfreich. Qualitätszirkel und Arbeitskreise substituierender Ärzte gehören hierzu.

- Die Regelungen für Urlaubs- und Krankheitszeiten müssen vorab organisiert sein. Substituierte Patienten sind täglich von ihrer Substitutionspraxis abhängig.

- Grundwissen über psychodynamische Zusammenhänge sollte vorliegen. Begriffe wie Spaltungsmechanismen, Idealisierungen und Entwertungen sollten vertraut sein.

- Realistische Zielsetzungen helfen, Frustrationen zu vermeiden. Bei einigen Patienten ist das Ziel einer beikonsumfreien Substitution trotz aller Maßnahmen nicht zu erreichen. Hier bleibt manchmal nur noch das Behandlungsziel, die Überlebenschancen zu verbessern, in ganz desolaten Fällen kann es sogar fast um eine Art Sterbebegleitung gehen.

- Besuch von Fortbildungen oder Kongressen im Suchtbereich sind motivationsfördernd.

- Organisatorische Vereinfachungen sind wichtig. Schreibarbeiten können durch PC-Vorlagen vereinfacht werden. Vordrucke und Informationsblätter ersparen manche Wiederholungen im Gespräch. Ab einer gewissen Praxisgröße kann ein PC-gestütztes Methadondosiersystem eine enorme Arbeitserleichterung darstellen.

- Supervision in Konfliktsituationen kann entlasten.

- Professionelle Distanz schützt vor Grenzüberschreitungen. Kumpelhaftes Duzen ist kein Maßstab für eine gute Arzt-Patient-Beziehung.

Die Arbeit mit Drogenabhängigen, in den USA als „dirty-medicine" diffamiert, kann bei entsprechenden Voraussetzungen eine ausgesprochen bereichernde Tätigkeit sein.

Das Praxisteam wird mit fremden, zum Teil schillernden Lebenswelten konfrontiert. Durch die sehr dichte, jahrelange Begleitung entstehen intensive Beziehungen zu Menschen, zu denen einem ansonsten jeglicher Zugang fehlen würde.

Das Engagement kommt Menschen zu Gute, die häufig extreme Leidensgeschichten haben, Menschen, die in unserer Gesellschaft teilweise nur die Schattenseite kennen gelernt haben. Diesen zu mehr Lebensqualität zu verhelfen, ist etwas ausgesprochen Befriedigendes und auch wenn von den Abhängigen kein vorweihnachtlicher Geschenksegen zu erwarten ist, auf ihre Art, bedanken auch sie sich für die Hilfe.

Seit Einführung der substitutionsgestützten Behandlung für Heroinabhängige in Deutschland hat sich das Aufgabenfeld der Drogenberatungsstellen deutlich verändert. Neben Arbeitsschwerpunkten wie Prävention, Therapiemotivation, Therapievermittlung und Angehörigenarbeit ist mit der psychosozialen Begleitung von Substituierten ein inzwischen quantitativ großes Aufgabengebiet hinzugekommen.

Diese Arbeitsschwerpunkte sind so umfangreich und unterschiedlich, dass es in Einrichtungen mit mehr als drei Personalstellen sinnvoll und effektiv sein kann, sich zu spezialisieren.

WAS SIND DIE VORTEILE EINER SPEZIALISIERUNG ZUR SUBSTITUTIONSBEGLEITUNG?

■ Die Vernetzung mit den Ärzten wird übersichtlicher.

Die Ärzte wissen, an wen sie sich in Fragen der psychosozialen Begleitung für Substituierte gezielt wenden können. Hierdurch verbessert sich langfristig das Arbeitsklima zwischen Arzt und Sozialarbeiter.

■ Die Zusammenarbeit mit den unterschiedlichen Institutionen wird übersichtlicher und verbindlicher.

Die Mitarbeiter von Institutionen wie Beschäftigungsträgern, Sozial- und Jugendämtern, Sozialpädagogischen Familienhelfern oder Krankenkassen können das Fachwissen der spezialisierten Drogenberater im Sinne einer kollegialen Beratung nutzen.

■ Die Beratungsstruktur kann den Erfordernissen Substituierter angepasst werden.

Berufstätige Substituierte brauchen Termine am Abend. Für Menschen ohne strukturierte Tage oder solche, die nur kleine Anliegen haben, bewähren sich Kurzkontakte in der offenen Sprechstunde mit einer Gesprächsdauer von 10 bis 30 Minuten. Daneben sollte die Möglichkeit bestehen, Termine für länger dauernde Gespräche zu vereinbaren. Die Praxis hat uns gezeigt, dass Patienten die unterschiedlichen Kontaktmöglichkeiten schätzen und sich die passende Form auswählen.

■ Drogenberatung kann vor Ort in Arztpraxen, wo viele Substituierte behandelt werden, angeboten werden.

Grundvoraussetzung ist, dass dies von beiden Seiten gewünscht wird. Das Vorortangebot führt zu deutlich besserer Inanspruchnahme der Drogenhilfe.

(1) Es können Patienten erreicht werden, die bisher keinen Schritt in eine Drogenberatungsstelle gewagt haben, indem beispielsweise schon beim Erstgespräch der Drogenberater mit einbezogen wird.

(2) Darüber hinaus kann Patienten, die sich in kritischen Situationen befinden, zeitnah Hilfe angeboten werden.

(3) Ein weiterer Vorteil ist es, spontan Dreiergespräche zwischen Arzt, Patient und Drogenberater führen zu können.

Der organisatorische Aufwand, der mit der externen Beratung in einer Arztpraxis verbunden ist, darf jedoch nicht unterschätzt werden. Nicht selten fehlt die Logistik, wie sie in Drogenberatungsstellen zur Verfügung steht. Häufig müssen die Aktenführung, die Dokumentation und die Auftragserledigung in der Beratungsstelle nachbereitet werden.

■ Er wird leichter, Qualitätsstandards zu entwickeln.

Ideen, wie die Einführung eines Substitutionsausweises, die Erstellung eines Behandlungsvertrages, das Ausarbeiten von Informationsmaterial und die Anfertigung von PC-Masken können umgesetzt werden.

■ Es entsteht die Möglichkeit, Gruppenangeboten einzurichten:

Gruppen zur Vorbereitung auf eine stationäre Entwöhnungsbehandlung, für gemeinsame Freizeitunternehmungen oder für Eltern mit Kindern können eine effektive Ergänzung des Angebotes sein.

Agonist: ein Stoff, der am Rezeptor eine komplette Wirkung entfaltet.

Alkomat: ein Alkoholatemtestgerät.

Antagonist: ein Stoff, der am Rezeptor keinerlei Wirkung zeigt, aber diesen besetzt.

AIDS: Abkürzung für Acquired Immune Deficiency Syndrom.

Ausschleichen: die Substanzmenge wird schrittweise verringert.

BtmG: Betäubungsmittelgesetz.

BtMVV: Betäubungsmittelverschreibungsverordnung.

BUB: Bewertung ärztlicher Untersuchungs- und Behandlungsmethoden.

Dekompensation: Zusammenbruch, Versagen der Bewältigungsmechanismen.

Drogenscreening: Nachweis von psychotropen Substanzen durch Urinprobe (oder Haarprobe).

Halbwertzeit: die Zeit, in der die Hälfte der Substanz den Körper wieder verlassen hat, Alkohol hat zum Beispiel eine relativ geringe Halbwertzeit, Cannabis und Benzodiazepine eine relativ lange.

HIV: Abkürzung für Human Immunodeficiency Virus, der Erreger von AIDS.

Indikation: therapeutische Begründung.

Low-dose-Abhängigkeit: Trotz geringer Dosierung entsteht eine körperliche Abhängigkeit, wie z.B. bei der regelmäßigen Einnahme von nur geringen Mengen von Diazepam.

LSD: Lysergsäurediäthylamid, Droge mit halluzinogener Wirkung.

Opiat: wird aus dem natürlich vorkommendem Opium gewonnen, z.B. Codein oder Morphium.

Opioide: sind halbsynthetisch, wie zum Beispiel Heroin oder vollsynthetisch wie Methadon.

Opiattoleranz: der Körper gewöhnt sich an die Zufuhr von Opiaten und benötigt immer größere Mengen, um eine Wirkung zu erzielen.

Polytoxikomanie: es besteht eine Abhängigkeit von mehreren Substanzen.

Restless-leg syndrom: Schlafstörung durch unruhige Beine.

zwischen Patient/-in ....
Schwerpunktpraxis Dr. med. Rüdiger Gellert und – soweit erforderlich –
Sozialarbeiter/-in einer psychosozialen Beratungsstelle.

Ziel der substitutionsgestützten Behandlung ist die Reduktion der gesundheitlichen und sozialen Schäden, die durch den Drogenkonsum und dessen Begleitumstände verursacht werden und der Aufbau eines suchtfreien Lebens.

Die Mitarbeiter der Praxis unterliegen der *ärztlichen Schweigepflicht*.
Es besteht gegenseitige Schweigepflichtsentbindung gegenüber der zuständigen psychosozialen Beratungsstelle (PSB) und den mitbehandelnden Ärzten (mit Ausnahme der psychotherapeutischen Behandlung).

Für die Substitution in der Schwerpunktpraxis gelten folgende Regeln

* Vor Substitutionsbeginn müssen im Urin Opiate nachgewiesen werden.

* Es finden nur Substitutionen mit Methadon oder Subutex® statt.

* Die Anfangsdosis wird im Gespräch mit dem Arzt festgelegt und beträgt maximal 40 mg d,l Methadon oder 8 mg Subutex®.

* Die Dosierung kann individuell erhöht werden bis die optimale Menge erreicht ist. Bei Methadon kann die Menge täglich um 10 mg erhöht oder erniedrigt werden, bei Subutex® um 2 mg. Die Dosierung bestimmt im Wesentlichen der Patient/die Patientin selbst, wir beraten vorwiegend. So hat es zum Beispiel keinen Sinn, die Dosierung nicht zu erhöhen oder sogar zu reduzieren, wenn noch Opiatbeikonsum besteht. Die Methadonhöchstmenge beträgt in der Regel 160 mg, die Subutexhöchstmenge 24mg.

Für die Ausgabe gelten folgende Regelungen

Die Ausgabe erfolgt täglich in der Praxis, das Substitutionsmittel muss unter Sicht eingenommen werden. Methadon wird mit Waser verdünnt.
Ausgabezeiten sind:
an Werktagen von 9.00 bis 12.00 Uhr
am Wochenende und an Feiertagen von 11.00 bis 12.00 Uhr
für Berufstätige und nach Absprache an Werktagen von 7.30 bis 8.45 Uhr.

Außerhalb dieser Zeiten ist keine Abgabe möglich, die Schließzeiten werden pünktlich eingehalten.

Die *Mitgabe (Take-home)* ist in der Regel nach sechs Monaten stabiler Substitution für maximal sieben Tage möglich, wenn

(a) kein Beikonsum mehr besteht und

(b) Arzttermine zuverlässig eingehalten werden und

(c) eine geregelte Tagesstruktur (Arbeit, Ausbildung, Kinderbetreuung) besteht.

Für die mitgegebenen Tagesdosen sind Sie selbst verantwortlich, sie werden bei Verlust nicht ersetzt.

Es werden unangekündigte *Urinkontrollen unter Sicht* durchgeführt. Wird kein Urin abgegeben, wird der Test wie „Beikonsum" bewertet. Besteht *Beikonsum* von z.B. Heroin, Kokain, Alkohol, Flunitrazepam oder anderen Benzodiazepinen, Alkohol, Antidepressiva und Cannabis sollte dies offen angesprochen werden, möglichst schon bevor der Beikonsum im Urin nachgewiesen wird.

> **Warnung: Substitutionsmittel sind sehr starke Opiate und können wie alle Opiate bei einer Überdosierung und insbesondere bei zusätzlichem Konsum von Alkohol und Medikamenten zu *lebensbedrohlichen Komplikationen* insbesondere durch *Atemlähmung* führen. Die Fahrtauglichkeit kann durch Opiate oder andere Medikamente beeinträchtigt sein.**

Die Missachtung folgender Regeln führt in unserer Praxis zum Abbruch der Behandlung

- *Kein Dealen* und *kein Drogenkonsum* innerhalb und in der Nähe der Praxis.

- *Keine Gewaltanwendung* oder -androhung innerhalb und in der Nähe der Praxis.

- *Kein Aufenthalt* innerhalb und in der Nähe der Praxis außerhalb der notwendigen Wartezeit.

- *Keine zusätzliche Verordnung* von Opioiden (Codein, Methadon, Subutex®), Benzodiazepinen oder Antidepressiva *durch andere Ärzte*, wenn dies nicht mit dem Praxisarzt abgesprochen ist.

* *Freundliches Verhalten* gegenüber den PraxismitarbeiterInnen, Anweisungen des Praxispersonals müssen befolgt werden.
* *Keine Manipulationsversuche* bei Urinkontrollen.

Die Medikamentenkosten

müssen in der Regel zunächst privat und *vor Substitutionsbeginn,* später am Monatsanfang, bezahlt werden. Die Bezahlungen müssen ohne Diskussion und ohne Raten erfolgen. Die monatlichen Kosten betragen für Methadon .... Euro.

Die Kosten für die anderen Subsitutionsmittel sind dosisabhängig und können bis zu 350 Euro/Monat betragen. Es besteht die Möglichkeit bei der Methadonkommission die Übernahme der Kosten durch die Krankenkasse zu beantragen. Die Kosten werden dann ab Antragsgenehmigung übernommen.

Wichtig für Frauen

Während der Substitution können Sie auch bei Ausbleiben der Monatsblutung schwanger werden. Wir empfehlen daher eine sichere Empfängnisverhütung. Setzen Sie sich diesbezüglich bitte mit uns oder Ihrem/r Frauenarzt/ärztin in Verbindung.

Die Substitution allein löst Ihr Drogenproblem nicht. Sie ist eine Basis für medizinische und psychosoziale Unterstützung und für die Entwicklung neuer Lebensperspektiven. Aus diesem Grund gehört das Wahrnehmen von Gesprächsterminen bei Ihrem/r Arzt /Ärztin und ihrer/m Drogenberater/-in verbindlich zur Substitution dazu.Die Häufigkeit wird je nach Situation und Bedarf mit dem Arzt /Ärztin und Drogenberater/-in individuell festgelegt.

Bei stabiler Substitution ist mindestens einmal pro Monat ein Gesprächstermin mit dem Arzt/der Ärztin zu vereinbaren. Besteht noch Beikonsum oder sonstige Schwierigkeiten, sollte der Arzt/die Ärztin wöchentlich oder 14 -tägig aufgesucht werden.

Die Einhaltung vereinbarter Termine ist verbindlich.

Zum Nachweis der substitutionsgestützten Behandlung erhalten Sie in der Praxis einen *Substitutionsausweis*. Bitte lassen Sie Ihre Termine bei Ihrem /r Arzt /Ärztin und Ihrer/m Drogenberater/-in darin bestätigen.

Behandlungsvertrag

Ich bin damit einverstanden für wissenschaftliche Studien, auch *nach* dieser Behandlung, sachdienliche Auskünfte zu erteilen.

....

Datum   Patient/-in

....

Psychosoziale Begleitung   Arzt/Ärztin

Substitutionsausweis

Vorderseite

Foto

Vorname / Name

geb. am

Strasse

PLZ / Ort

---

1. Innenseite

Ärztliche Sprechstunde bei:

Praxisstempel

Neuer Termin	Uhrzeit	wahrgenommen

Neuer Termin	Uhrzeit	wahrgenommen

Neuer Termin	Uhrzeit	wahrgenommen

Neuer Termin	Uhrzeit	wahrgenommen

Sprechstunde bei:

Neuer Termin	Uhrzeit	wahrgenommen

Neuer Termin	Uhrzeit	wahrgenommen	Neuer Termin	Uhrzeit	wahrgenommen

Neuer Termin	Uhrzeit	wahrgenommen	Neuer Termin	Uhrzeit	wahrgenommen

---

2. Innenseite

Psychosoziale Begleitung bei:

Stempel der Beratungsstelle

Neuer Termin	Uhrzeit	wahrgenommen

Neuer Termin	Uhrzeit	wahrgenommen

Neuer Termin	Uhrzeit	wahrgenommen

Neuer Termin	Uhrzeit	wahrgenommen

Psychosoziale Begleitung bei:

Neuer Termin	Uhrzeit	wahrgenommen

Neuer Termin	Uhrzeit	wahrgenommen	Neuer Termin	Uhrzeit	wahrgenommen

Neuer Termin	Uhrzeit	wahrgenommen	Neuer Termin	Uhrzeit	wahrgenommen

---

Rückseite

Substitutionsmittel:

Vorsicht! Substitutionsmittel äußerst sorgfältig aufbewahren!
Nicht-Opiatabhängige unbedingt vor der Einnahme schützen! Lebensgefahr!

Tagesdosis				Wichtige Hinweise:
mg	Datum	mg	Datum	
				Die Vorlage dieses Ausweises berechtigt nicht zur Abgabe von Substitutionsmitteln.

139

Adressen

Bundesverband der Eltern und Angehörigen
für akzeptierende Drogenarbeit e.V.
c/o Jürgen Heimchen
Steinbeck 16
42119 Wuppertal
TEL: 0202 423519

Bundesverband der Elternkreise drogengefährdeter und
drogenabhängiger Jugendlicher e.V.
Arnsbacherstraße 11
10787 Berlin
TEL: 030 5567020
FAX 030 5567021
Bvek@snafu.de

INDRO e.V.
Institut zur Förderung qualitativer Drogenforschung, akzeptierender
Drogenarbeit und rationaler Drogenpolitik e.V.
Bremer Platz 18–20
48155 Münster
TEL: 0251 60123
FAX 0251 666580
INDROeV@t-online.de

Bayerische Akademie für Suchtfragen in Forschung und Praxis BAS e.V.
Landwehrstraße 60–62
80336 München
TEL 089 530 730 0
FAX 089 530 730 19
Bas@bas-muenchen.de

Archiv und Dokumentationszentrum für Drogenliteratur – ARCHIDO
Universität Bremen FB 8
Postfach 330 440
28334 Bremen
archido@uni-bremen.de

Bundesverband für akzeptierende Drogenarbeit
und humane Drogenpolitik
Am Roggenkamp 48
48165 Münster
TEL 02501 27572
FAX 02382 81179
akzept@gmx.net

Bundesministerium für Gesundheit
Am Probsthof 78a
53121 Bonn
TEL 0228 941 0 oder 01888 441 0
FAX 0228 941 4900 oder 01888 441 4900
www.bmgesundheit.de

Deutsche AIDS-Hilfe e.V.
Dieffenbachstraße 33
10967 Berlin
TEL: 030 690087 56
FAX: 030 690087 42
Dirk.Schaeffer@dah.aidshilfe.de

Deutsche Gesellschaft für Suchtmedizin e.V.
Curschmannstraße 10
20251 Hamburg
www.dgsuchtmedizin.de

INTERNETADRESSEN

Deutsche Gesellschaft für Suchtmedizin
http://www.dgs.de

Bundesministerium für Arbeit und Sozialordnung
Information, Publikation, Redaktion
http://www.bma.bund.de

Deutsche Hauptstelle gegen die Suchtgefahren e.V.
http://www.dhs.de

INDRO e.V. –Institut zur Förderung qualitativer Drogenforschung, akzeptierender Drogenarbeit und rationaler Drogenpolitik e.V.
www.indro-online.de

Archiv und Dokumentationszentrum für Drogenliteratur – ARCHIDO
www.archido.uni-bremen.de/

Deutsche AIDS-Hilfe e.V.
www.aidshilfe.de

Bundesverband der Elternkreise drogengefährdeter und drogenabhängiger Jugendlicher e.V.
www.home.snafu.de/bvek

zum Thema „Arbeitsprojekte für Substituierte"
www.back-to-the-future.de

zum Thema „Rechte Einkommenschwacher und sozial Benachteiligter gegenüber Ämtern, Vermietern"
ww.tacheles.wtal.de/default.asp

zum Thema „Urlaub"
www.indro-online.de
www.belgonet.be/free.clinic/index.htm
www.infobond.gggd.amsterdam.nl/methwork/.

Zum Thema „Selbsthilfegruppen"
www.na-west.de
(narcotics anonymous)
jes.aidshilfe.de
(JES= Junkies, Ehemalige und Substituierte)

zum Thema „Führerschein"
bas@bas-muenchen.de

zum Thema „Drogenpolitik"
www.bmgesundheit.de/themen/drogen/drogen.htm

www.drogenberatung-jj.de

Literatur

Broschüren über Themen wie „Sozialhilfe"(A207), „JoB. Das Job-Lexi-kon"(A103), „Arbeitsrecht – Informationen für Arbeitnehmer und Arbeit-geber"(A711) „Ratgeber für behinderte Menschen"(A 712) mit dem (neu-en) Neunten Buch des Sozialgesetzbuchs – Rehabilitation und Teilhabe behinderter Menschen kostenlos zu beziehen über

Bundesministerium für Arbeit und Sozialordnung
Referat Publikation
Postfach 500
53105 Bonn
TEL: 0180/515 15 10
FAX 0180/ 515 15 15 11
info@bma.bund.de
www.bma.bund.de

Archiv und Dokumentationszentrum für Drogenliteratur – ARCHIDO
Universität Bremen FB 8
Postfach 330 440
28334 Bremen
www. archido.de

Die Autorin und der Autor

Dr. med. Rüdiger Gellert,
geb. 1961, verh., drei Kinder
Facharzt für Psychiatrie und Psychotherapie
Leiter der Schwerpunktpraxis für Drogenabhängige Freiburg

Gundel Schneider
Geb. 1956, verh. zwei Kinder
Diplom-Sozialpädagogin (FH) in der Schwerpunktpraxis Freiburg,
systemische Beraterin